VITAMINE D
MODE D'EMPLOI

DR BRIGITTE HOUSSIN

Du même auteur

Soleil, mensonges et propagande,
Thierry Souccar Editions, 2010

Conception graphique et réalisation :
Catherine Julia (Montfrin)
Illustration : Jérôme Chardin
Photo : © adaszku/iStockphoto

ISSN : 2269-7330
ISBN : 978-2-916878-81-2

Imprimé sur les presses de France Quercy à Mercuès

N° d'impression : 51341

Dépôt légal : 3e trimestre 2011

SOMMAIRE

INTRODUCTION 5

CHAPITRE 1 :
La vitamine D, qu'est-ce que c'est ? 7

CHAPITRE 2 :
À quoi contribue-t-elle ? 15

CHAPITRE 3 :
Comment savoir si j'en manque ? 47

CHAPITRE 4 :
Se procurer de la vitamine D naturellement 51

CHAPITRE 5 :
Se supplémenter en vitamine D 69

CHAPITRE 6 :
37 questions de patients sur la vitamine D 91

CONCLUSION 115

INTRODUCTION

L'ESSENTIEL DE CE QUE JE CONNAIS SUR LA VITAMINE D, je l'ai appris en lisant la littérature scientifique internationale, vérifié et résumé dans mon livre précédent « Soleil, mensonges et propagande ». Ce dernier sera utile à ceux qui voudront suivre de façon précise mon raisonnement sur la vitamine D et l'exposition solaire, puisque c'est le soleil sur notre peau nue qui nous fournit la majeure partie de la vitamine D. Il reflète mon immense intérêt pour la vitamine D, une vitamine qui n'a pas livré tous ses secrets mais qui nous époustoufle déjà par l'importance de son action sur les cellules et tissus de notre corps.

Si ce livre a enchanté certains, cette analyse de travaux scientifiques a été trouvée rébarbative à lire par d'autres. Elle a néanmoins le mérite de me permettre d'affirmer tout ce qui est dit dans ce nouveau livre qui se veut plus simple et pratique. Les derniers travaux concernant la vitamine D m'ont permis d'affiner mes propos. J'ai ajouté en toute dernière partie des réponses, aux questions générales que me posent les patients, et à certains cas particuliers pour lesquels la littérature scientifique n'a pas encore forcément d'explication.

Aussi, ce livre se veut-il un véritable « mode d'emploi de la vitamine D » : qui est-elle ? À quoi sert-elle ? Comment la doser ? Comment se la procurer naturellement ? Comment se supplémenter ? Et pour finir, les réponses à 37 questions pratiques posées par des patients.

CHAPITRE 1

QU'EST-CE QUE LA VITAMINE D ?

DEPUIS PLUSIEURS ANNÉES, ON PARLE BEAUCOUP DE la vitamine D dans les journaux, les magazines et même les émissions santé à la télévision. Cet intérêt des médias et du public reflète celui des scientifiques et des médecins qui, depuis une trentaine d'années, démontrent sans relâche son rôle fondamental pour la santé.

Bien sûr, tout le monde ne sait pas encore ce qu'est vraiment la vitamine D et quel est son rôle, mais au moins, elle suscite de l'intérêt. Si l'on regarde seulement quelques années en arrière, à part les bébés, les personnes qui prenaient une supplémentation de vitamine D étaient rares et celles, ayant eu un dosage du taux sanguin de vitamine D, encore plus.

Heureusement les connaissances évoluent. La supplémentation en vitamine D est de plus en plus fréquemment réalisée. Le dosage sanguin est à présent plus répandu et il est systématique pour de plus en plus de médecins. Quand on connaît l'action de la vitamine D dans notre corps, on comprend que ce changement d'attitude ne peut que concourir à améliorer la santé.

La vitamine du Soleil

La vitamine D s'appelle ainsi parce que c'est le soleil qui nous permet de la fabriquer et il est important de s'en souvenir. C'est l'action des rayons ultraviolets B, les UVB, frappant notre peau nue, qui déclenche la synthèse de vitamine D. Mais, ce sont aussi les UVB, même s'ils ne représentent qu'une infime partie du rayonnement solaire, qui provoquent la brûlure du coup de soleil. Ce qui pourrait sembler être un problème est au contraire une chance. En effet, continuer à s'exposer au soleil, après l'apparition de la rougeur cutanée qui signe le début de la brûlure de la peau, n'a aucun intérêt en ce qui concerne la synthèse de vitamine D. Passée une dose quotidienne, cette synthèse ne se fait plus afin d'éviter tout risque d'intoxication. Par contre cette rougeur est un formidable signal indiquant que notre peau ne peut plus supporter d'être au soleil et qu'il est plus que temps de la protéger par des vêtements ou de se mettre à l'ombre. La rougeur cutanée indique que le système de protection de la peau par rapport au soleil est dépassé. Si on n'écoute pas ce signal et que l'on ne protège pas sa peau, on prend des risques concernant sa santé : l'exposition solaire prolongée entraîne un vieillissement cutané et augmente le risque de cancer de la peau. Et sans bénéfice aucun pour la synthèse de vitamine D, puisque nous venons de voir qu'elle est limitée.

Par son mécanisme de synthèse, la vitamine D nous rappelle que **tout est une question de dosage**. Le soleil est bon pour la santé, notamment parce qu'il permet de synthétiser de la vitamine D, mais il ne faut pas en abuser et surtout faire bien attention à ce que jamais la peau ne rougisse.

Comment l'organisme fabrique la vitamine D

La vitamine D humaine, qui est semblable à celle des animaux, est une vitamine liposoluble c'est-à-dire qu'elle peut se dissoudre dans les graisses. Qu'elle soit aussi présente chez les animaux que nous consommons et avec une structure tout à fait comparable, explique qu'une partie – minime – des apports en vitamine D, peut-être procurée par l'alimentation.

Mais le principal apport de vitamine D se fait par sa synthèse sous l'action des rayons ultraviolets B au niveau des couches profondes de la peau. À cet endroit se trouve son précurseur, appelé pré-vitamine D. C'est un dérivé du cholestérol qui, sous l'action du rayonnement UVB, se transforme en vitamine D. La vitamine D passe ensuite par les petits vaisseaux de la peau dans la circulation sanguine. Elle se fixe sur un système de transport dans le sang qui la conduit au foie où se déroule sa première transformation. L'excédent de la synthèse est stocké au niveau des muscles et de la graisse en attendant d'être utilisé selon les besoins. Le reste de la production, toujours fixé sur un système de transport dans le sang, va jusqu'au niveau des reins où il est transformé en sa forme la plus active.

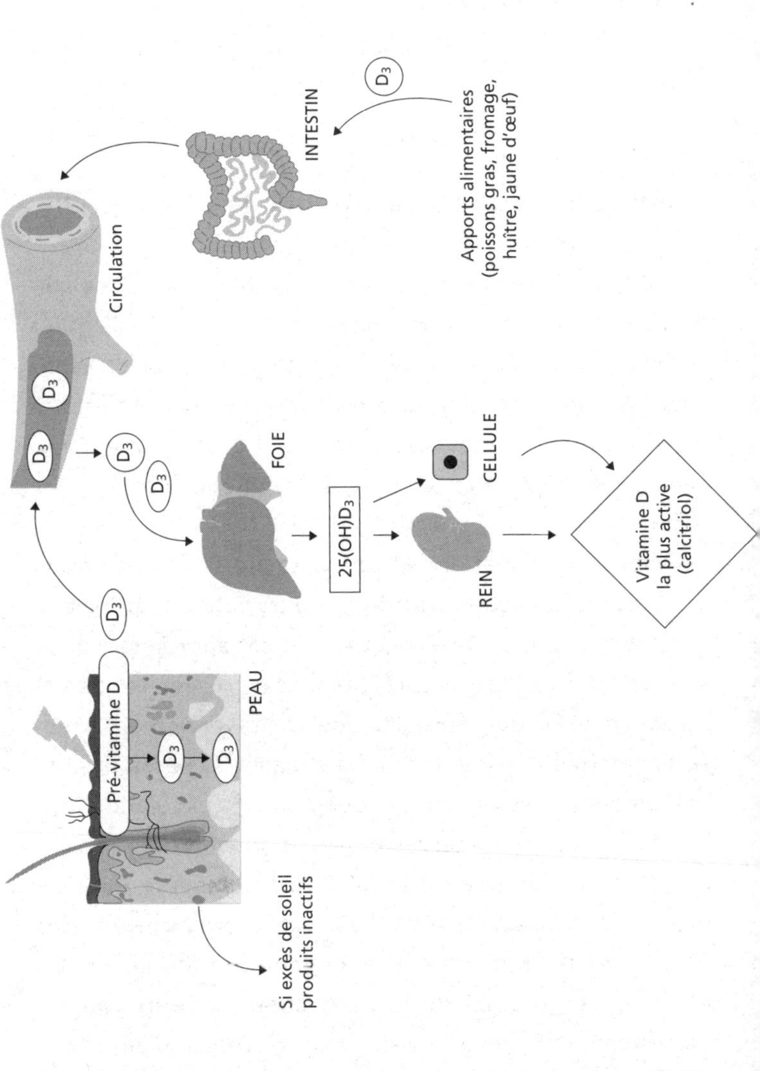

LA FABRICATION DE LA VITAMINE D PAR L'ORGANISME

Mais cette transformation peut aussi se faire directement au niveau des cellules, là où le besoin se fait sentir (voir schéma ci-contre).

Cette forme active de vitamine D peut agir directement, comme par exemple au niveau de l'intestin, en favorisant l'absorption du calcium. Mais elle peut aussi avoir une action plus indirecte en se liant à ses récepteurs au niveau des cellules. Elle est alors capable de stimuler des gènes qui vont ensuite activer la synthèse de nombreuses protéines. Ce n'est pas une action anodine puisqu'il ne s'agit pas ici d'intervenir seulement sur quelques gènes, mais sur plus de 400 gènes d'après les spécialistes.

Comme une hormone

Ce qui a vraiment révolutionné, ces dernières années, la conception du rôle de la vitamine D, c'est de savoir que sa forme la plus active, le calcitriol, se comporte comme une hormone.

Si on savait que cette transformation en calcitriol se déroulait principalement au niveau des reins, on a découvert qu'elle pouvait aussi se faire au niveau de nombreux tissus et organes de notre corps. Pour certains experts de la vitamine D, cette transformation est potentiellement réalisable au niveau de toutes les cellules.

Il faut dire qu'on retrouve la vitamine D dans des endroits du corps extrêmement variés : les os bien évidemment, mais également la thyroïde ou les cellules du sang.

C'est cette notion d'une action extrêmement répandue et vaste dans notre corps qui est encore assez nouvelle et trop peu connue.

UNE ACTION TRÈS COMPLÈTE

Ne nous laissons pas égarer par l'apparente simplicité de la synthèse de la vitamine D.

Pour exemple, au niveau de la peau peuvent se trouver à la fois :

- le précurseur de la vitamine D,
- la vitamine D issue de la modification de ce précurseur sous l'action des rayons du soleil,
- la forme produite par le foie, qui est celle que l'on dose couramment dans le sang,
- et l'hormone fabriquée sur place, ou par les reins, qu'apporte le sang.

Quand on parle de vitamines, on pense souvent à des substances, bien sûr importantes, voire essentielles pour notre santé, mais dont l'action reste assez limitée. C'est pourquoi le terme « vitamine » ne reflète pas entièrement l'étendue d'action de la vitamine D. Par contre si on la classe dans une catégorie où figure la cortisone, une hormone bien connue de tous, on comprend mieux son importance. Tout cela devrait lui permettre de se faire sa place au soleil !

Finalement, la vitamine D est-elle une vitamine ou une hormone ? D'un côté, elle est une vitamine parce que :

- elle peut être apportée par l'alimentation ;
- sa carence peut entraîner des maladies.

Mais, de l'autre côté, lorsqu'elle est transformée en sa forme la plus active, elle se comporte comme une hormone, c'est-à-dire comme un messager chimique qui, transporté par le sang, peut agir à distance de son site de production en activant des récepteurs spécifiques.

LA VITAMINE D EN QUELQUES DATES

En 1932, la vitamine D est isolée dans les végétaux, notamment certains champignons. Quatre ans plus tard, en 1936, la vitamine D animale (identique pour l'être humain et les animaux), de structure proche mais différente de la vitamine D végétale est découverte. En 1971 il est mis en évidence que la forme la plus active de la vitamine D se comporte comme une hormone, c'est-à-dire une substance active du corps. En 1980 des récepteurs à la vitamine D sont découverts sur de nombreuses cellules et organes. Aussi, en ce début de XXIe siècle, on sait que la vitamine D peut agir au niveau cellulaire avec des actions très variées et loin d'être négligeables. Par exemple, elle peut limiter la multiplication – et même favoriser la mort – des cellules cancéreuses. En 2008, elle était citée dans une revue médicale spécialisée comme un des principaux, voire le principal moyen naturel de protection, contre les dommages secondaires aux radiations, dont les cancers.

Néanmoins, elle est aussi sûrement bien plus car, entre toutes ces formes bien étudiées de vitamine D, se trouvent encore des molécules très nombreuses, dont l'action n'est pas encore connue.

Si l'on garde à l'esprit que par son action extrêmement vaste et complexe elle est bien plus qu'une vitamine, la vitamine D ne risque pas de nous décevoir. Elle est tout simplement fondamentale au bon fonctionnement de notre corps. Aussi avoir un bon taux de vitamine D contribue certainement à une meilleure santé. Voyons pourquoi.

CHAPITRE 2

À QUOI CONTRIBUE-T-ELLE ?

À LA FIN DE CE CHAPITRE, SI, COMME MOI, VOUS RÉPONDEZ de tout cœur à cette question : « À tout probablement ! », vous aurez compris le message et la nécessité de surveiller son taux ainsi que, si besoin, de se supplémenter en vitamine D. Voyons maintenant plus précisément différentes actions de la vitamine D.

Sur l'os et les muscles

Compte tenu de ma formation de spécialiste orientée principalement sur les problèmes osseux, articulaires et musculaires, c'est pour l'os que je me suis tout d'abord intéressée à la vitamine D. Je devrais dire ré-intéressée, mais, malheureusement je ne me souviens pas que l'on ait beaucoup insisté sur cette vitamine lors de mes études, ni vraiment sur aucune autre vitamine d'ailleurs. Je souhaite que les prochaines générations de médecins y soient bien plus attentives car, comme nous l'avons vu, la vitamine D n'est pas seulement une vitamine : elle peut se comporter comme une hormone.

La porte d'entrée de la vitamine D en médecine est aussi celle de son rôle sur l'os. C'est à cause du **rachitisme** (maladie caractérisée par la déformation des os des jambes et de la colonne vertébrale et due à une carence en vitamine D) qu'elle a été découverte.

BRÈVE HISTOIRE DU RACHITISME

Le rachitisme était fréquent au XIXe siècle dans les populations des villes en pleine révolution industrielle où beaucoup d'enfants vivaient dans des quartiers peu ensoleillés, au milieu des usines voire travaillaient dans ces usines. Il a, en revanche, pratiquement disparu au cours du XXe siècle grâce à la fameuse huile de foie de morue (riche en vitamine D), et plus tard à l'exposition des enfants à un rayonnement UVB permettant de synthétiser la vitamine D. Cette maladie est un défaut global de minéralisation de l'os, principalement dû à un manque de fixation du calcium sur l'os. En ce début de XXIe siècle, elle réapparaît chez certains enfants (surtout ceux à la peau foncée ou noire), dans de nombreux pays dont la France, principalement par manque de vitamine D.

Si le rachitisme concerne l'enfant, l'équivalent chez l'adulte existe et s'appelle l'**ostéomalacie**, maladie plus fréquente qu'on ne le pense. En effet, le manque de vitamine D est très répandu. Rares sont les Français avec des taux de vitamine D comparables à ceux de personnes en bonne santé vivant en extérieur, et cela surtout en hiver mais aussi en été ! Même si l'on se contente du taux minimum nécessaire pour la santé de l'os qui est un peu inférieur, peu de personnes maintiennent ce taux durant toute l'année sans supplémentation.

ESSENTIELLE À LA STRUCTURE OSSEUSE

La santé de nos os dépend d'un bon taux de vitamine D. Tout d'abord parce que la vitamine D favorise l'absorption par l'intestin des minéraux indispensables à l'os (calcium, phosphore, magnésium...) et régule leur fixation dans l'os. Mais aussi parce que la vitamine D permet d'élaborer la structure de l'os, qui est faite de protéines, structure sur laquelle le calcium et les autres minéraux viendront ensuite se fixer pour la consolider. Sans vitamine D, pas de bonne structure osseuse ! On a surtout parlé du calcium et à raison, puisque la santé de l'os en dépend. Mais que se passe-t-il si ce calcium n'a aucun endroit où se fixer ? Et c'est tout le problème dans l'ostéoporose, maladie caractérisée par une structure osseuse défectueuse. Cette structure osseuse est comparable à une véritable trame, un filet en trois dimensions sur lequel les minéraux viennent se fixer. Cette trame, pour la fabriquer, il faut impérativement de la vitamine D. C'est pourquoi la **première** chose à contrôler pour la santé de l'os est le taux de vitamine D. Si vous avez assez de calcium et autres minéraux de l'os, assez de protéines, mais pas suffisamment de vitamine D, c'est comme si vous aviez une voiture sans démarreur. Or pour s'en servir, il faut tout de même la démarrer. Et c'est la vitamine D, en quantité suffisante, qui donne le signal à nos gènes de fabriquer la quantité nécessaire de protéines pour réaliser la trame de l'os.

L'os est en maintenance tout au long de notre vie. Les pièces défectueuses sont changées régulièrement. Le corps humain, sans cesse, détruit l'os qui ne convient plus et le remplace par un os neuf de meilleure qualité. Et il ne peut le faire de façon convenable que si le taux de vitamine D est satisfaisant. En effet, la vitamine D intervient dans toutes ces étapes de maintenance, favorisant la destruction de l'os en mauvais état qui doit être remplacé et lançant la reconstruction nécessaire, avec un équilibre de l'un et de l'autre. Aussi, pour prévenir ou pour traiter l'ostéoporose au cours de laquelle la trame osseuse se raréfie rendant l'os plus fragile, la première chose est de faire en sorte d'avoir un taux suffisant de vitamine D. Il y a d'autres mesures complémentaires à prendre. Mais si le taux de vitamine D n'est pas correct, il n'y aura pas assez de structure osseuse de base et quelle que soit la mesure prise, son effet sera limité. D'ailleurs les laboratoires pharmaceutiques l'ont bien compris, en ajoutant de la vitamine D aux traitements de l'ostéoporose, pour améliorer leur efficacité.

Un taux suffisant de vitamine D est vraiment le préalable à la santé de l'os, c'est le plus souvent assez simple à réaliser et extrêmement peu coûteux.

Ensuite, même si le calcium reste un élément très important de la santé de l'os, il apparaît que si l'on a un bon taux de vitamine D les besoins en calcium peuvent être diminués. Comme la vitamine D favorise l'absorption du calcium et des minéraux, la consommation de calcium n'a pas forcément besoin d'être de 900 à 1200 mg par jour selon l'âge, comme cela est recommandé en France pour les plus de 7 ans. En effet, l'Organisation Mondiale de la Santé (OMS) estime que les besoins en calcium sont plus bas : de 500 mg par jour quel que soit l'âge. Certains modes d'alimentation étrangers comportent peu de calcium mais si le taux de vitamine D des enfants de ces pays est suffisant, ils ne développent pas de rachitisme. On sait aussi que 800 mg de calcium par jour sont suffisants pour la santé de l'os si le taux de vitamine D est correct. Les études qui l'ont démontré sont peu nombreuses et n'ont pas fait l'objet d'une publicité importante.

POUR MOINS CHUTER

Maintenant que grâce à un apport de vitamine D suffisant, l'os est à la fois en bonne quantité et de bonne qualité, donc plus solide, comment expliquer que l'on chute moins si l'on a un bon taux de vitamine D ? Et qui dit moins de chutes, dit moins de risque de fractures.

La première explication, c'est que la vitamine D, lorsqu'elle arrive au niveau des muscles, permet d'augmenter la force musculaire. Les athlètes de l'Europe de l'Est ne s'y sont pas trompés, montrant dès 1938 que la vitesse au sprint était améliorée, après un entraînement équivalent, chez les étudiants dont on avait augmenté la synthèse de vitamine D en les exposants à un rayonnement UVB. À la fin du XXe siècle, des machines assez sophistiquées permettant de mesurer précisément la force musculaire ont confirmé une augmentation de cette dernière chez les personnes aux taux de vitamine D les plus hauts. Des études ont même montré qu'une supplémentation en vitamine D permet d'augmenter le volume des muscles. On comprend donc bien que les personnes qui ont les meilleurs taux de vitamine D sont aussi celles qui chutent le moins, notamment parmi les personnes âgées, et qui ont la meilleure force musculaire. Une supplémentation avec des doses en vitamine D supérieures à celles recommandées en France pour les personnes de 75 ans et plus a permis une diminution des chutes de 19 % chez des volontaires de cet âge.

On peut aussi expliquer cette diminution du nombre de chutes par la présence de récepteurs de la vitamine D au niveau du cerveau. En effet, la commande des muscles se faisant par l'intermédiaire des nerfs qui émanent du cerveau, on peut penser que c'est encore un moyen de renforcer la protection par rapport au risque de chutes.

Conclusion : avec un bon taux de vitamine D, on a de meilleurs muscles, on chute moins et si l'on tombe quand même, l'os étant de meilleure qualité, il se fracture moins. D'ailleurs, le nombre de fractures est moins important les mois d'été y compris en Australie (où c'est alors l'hiver), un pays sans verglas ni neige donc sans facteurs favorisant les chutes hivernales. Donc assurez-vous d'avoir un bon taux de vitamine D tout au long de l'année.

DENTS, ARTICULATIONS ET VITAMINE D

Plus notre taux de vitamine D est bas, plus nous perdons nos dents. La fréquence de l'arthrose de hanche et de genou, les seules localisations de l'arthrose vraiment étudiées, est aussi diminuée dans ce cas. Mais cela est probablement valable pour toutes les articulations puisqu'il y a des récepteurs à la vitamine D au niveau des cellules du cartilage.

Si les muscles, les articulations et les os manquent de vitamine D cela peut s'exprimer aussi par une douleur. Remonter le taux en vitamine D à un niveau correct peut suffire à faire disparaître certaines douleurs de la colonne vertébrale et des membres. En cas d'ostéomalacie, le rachitisme de l'adulte plus fréquent que l'on ne pense, les douleurs peuvent être associées à une faiblesse des muscles. Je sais maintenant, après toutes ces années passées à supplémenter mes patients en vitamine D, que certaines douleurs seront définitivement soulagées grâce à un apport suffisant et maintenu de vitamine D, comme d'ailleurs des publications médicales le décrivent. Je ne dis pas que la vitamine D fait disparaître toutes les douleurs du dos, dos pris au sens du rachis, je dis qu'il peut arriver qu'elle le fasse. C'est tellement simple de faire une prise de sang pour vérifier qu'il n'y a pas un manque de vitamine D et de donner une supplémentation si besoin, qu'il serait dommage de ne pas le faire.

Chez les personnes atteintes de fibromyalgie (maladie caractérisée par un état douloureux musculaire chronique), le taux de vitamine D est aussi un des éléments à contrôler, car il est souvent bas.

Il est vraiment de l'intérêt de tous, de remonter progressivement le taux de vitamine D à des valeurs correspondant à celles de personnes en bonne santé vivant largement en extérieur.

Cancer et vitamine D

En même temps que la sortie de mon livre précédent, « Soleil, mensonges et propagande » qui, s'il parle du soleil, parle aussi beaucoup de vitamine D, était lancé l'appel de quarante scientifiques internationaux pour la vitamine D, appel médiatisé en France par le Dr David Servan-Schreiber dont on connaît l'implication dans la prise en charge du cancer.

Même si, bien sûr, la vitamine D n'est pas la seule vitamine à intervenir, il existe beaucoup d'études scientifiques associant des taux bas en vitamine D avec la survenue ou la gravité d'un cancer. Si j'avais un cancer, je vérifierais mon taux de vitamine D même si de toutes les façons, je le surveille régulièrement. Car les arguments en faveur d'un lien entre le cancer et la vitamine D ne sont pas anodins :

• Depuis 1980 on sait que le taux de cancer est plus fréquent dans les régions les moins ensoleillées, qui sont celles ou l'on synthétise moins de vitamine D.
• En 1951, des médecins français montraient déjà, dans une publication tombée aux oubliettes, l'effet favorable de la vitamine D sur un cas d'une forme de cancer particulière : la maladie de Hodgkin qui est un type de lymphome.
• Depuis ce sont plus de 3000 études qui s'intéressent à ce lien.
• Une équipe française de l'Institut National de la Santé et de la Recherche Médicale (INSERM) a publié en septembre 2010 une étude sur l'association entre taux bas de vitamine D et cancer du sein. Ils ont noté une diminution de 25 % du risque de cancer du sein pour les femmes ayant les taux les plus élevés de vitamine D. Ces résultats sont comparables à ceux d'une étude canadienne de 2008 qui a suivi des femmes ayant eu un cancer du sein : celles ayant les taux de vitamine D les plus bas ont eu le plus de récidives et un plus fort taux de mortalité des suites de ce cancer.

Le lien possible entre la survenue d'un cancer et le taux de vitamine D a été étudié principalement pour les cancers du sein, du côlon et de la prostate. Pour les personnes avec les taux les plus bas de vitamine D, le risque de ces cancers est multiplié par 1,6 pour celui de la prostate à presque 2 fois pour le cancer du côlon. Mais bien d'autres cancers ont été étudiés et l'on sait qu'il y a des récepteurs à la vitamine D disséminés a priori partout dans le corps. Globalement, la recherche montre que ce sont les personnes avec les plus hauts taux de vitamine D qui ont le moins de risques d'avoir un cancer et d'en mourir. Malheureusement, en cet été 2011, toutes les personnes chez qui un cancer a été diagnostiqué n'ont pas de dosage systématique de vitamine D et la supplémentation fait encore débat chez les médecins. Face à cet attentisme prudent de la majorité des conclusions d'études (du style «...mais des études supplémentaires sont nécessaires pour montrer si une supplémentation en vitamine D est utile en cas de cancer... »), les personnes soucieuses de leur santé s'interrogent à juste titre et ne font pas forcément le même choix.

On comprend bien que le maniement de la vitamine D demande des précautions quand on se rappelle que l'action de sa forme la plus active est comparable à celle d'une hormone. La supplémentation doit donc être obligatoirement contrôlée notamment lors de cancers où il existe un lien avec certaines hormones, comme certains cancers du sein.

VITAMINE D ET CANCER DU SEIN

Si les taux de vitamine D sont bas, les taux de progestérone et d'estradiol, ces hormones féminines impliquées dans le cancer du sein, sont plus élevées. Cette association peut expliquer en partie le rôle protecteur de la vitamine D dans le cancer du sein. Mais de trop fortes doses de vitamine D peuvent interagir avec certains traitements, voire, pourquoi pas, avoir un effet défavorable direct. Cela n'a pas été prouvé, mais le contraire non plus.

Ramener le taux de vitamine D d'une personne malade à celui d'une personne en bonne santé ne me semble pas hasardeux. Au-delà de ce taux, on entre dans le domaine de la recherche, qui exige un suivi rigoureux de nombreux facteurs.

LE POINT SUR LA RECHERCHE

Pour certains spécialistes, la vitamine D représente une priorité de recherche compte tenu de son potentiel anticancer, mais cette opinion n'a pas l'adhésion de tous. Il est vrai que par rapport aux protocoles de traitement du cancer, la vitamine D fait un peu figure de remède de grand-mère, très bon marché de surcroît. Savoir qu'elle est une vitamine mais qu'elle se comporte aussi comme une hormone, lui fait gagner en sérieux.

On sait depuis quelques années que les cellules cancéreuses possèdent des récepteurs à la vitamine D, et que la vitamine D empêche leur croissance, réduit leur prolifération et même favorise leur mort cellulaire. De plus, chez l'animal à qui l'on donne de la vitamine D, on observe une diminution de la taille et de la vascularisation des tumeurs. Or, l'excès de vascularisation des tumeurs est un facteur de gravité du cancer. Combien de produits en font autant ?

Malgré ce faisceau d'arguments assez confondant, il manque encore la preuve irréfutable, celle d'une étude scientifique prospective. Dans une telle étude, des personnes ayant un cancer soit sont supplémentées en vitamine D, soit reçoivent un placebo (médicament factice) ou rien du tout et l'on mesure si les personnes supplémentées s'en sortent mieux. En 2007, une étude a cependant déjà montré que les personnes supplémentées en vitamine D ont significativement moins de risques de mourir, quelle que soit la cause, que celles qui n'en prennent pas. Certains médecins et scientifiques choisissent d'attendre d'avoir la preuve statistique qu'une supplémentation en vitamine D permet une réduction du nombre de cancers ou de la mortalité après cancer, pour agir en remontant à un niveau satisfaisant le taux de vitamine D de celles et ceux qui en manquent, qu'ils aient ou non un cancer. Mais sont-ils prêts à rester, en cas de cancer pour eux-mêmes et pour leurs proches, dans cette attitude attentiste ? Pour les spécialistes de la vitamine D, remonter, aux États-Unis, le taux de vitamine D de la population à des taux satisfaisants, permettra une réduction de la survenue de centaines de milliers de cancers et de diminuer d'environ la moitié la mortalité par cancer du sein, du côlon ou de la prostate.

Progressivement, les consciences évoluent. La Société canadienne de cancérologie a ainsi pris les devants en étant la première à recommander une supplémentation en vitamine D l'hiver, voire toute l'année, pour les populations à risque en prévention du cancer. En 2010, une publication de la Société américaine de cancérologie recommande de rechercher les personnes les plus susceptibles d'avoir un taux bas de vitamine D (c'est-à-dire n'exposant pas ou pas assez leur peau au soleil, consommant peu de poissons gras et ne se supplémentant pas en vitamine D). Au printemps 2011, une équipe médicale ayant étudié l'association entre le taux de vitamine D et la sévérité du cancer du sein, a conseillé aux médecins de surveiller les taux de vitamine D des patientes atteintes de ce cancer et de le corriger si besoin.

SOLEIL ET CANCER DE LA PEAU

Puisque nous parlons du cancer, comment expliquer que le soleil puisse à la fois être associé à une réduction du risque de cancer en permettant la synthèse de vitamine D et dans le même temps favoriser le cancer de la peau ? C'est une question de dosage ! En frappant notre peau nue, sans crème solaire, les rayons du soleil permettent la fabrication de vitamine D. Une fois une certaine quantité journalière de vitamine D synthétisée, cette synthèse s'arrête pour éviter tout risque d'intoxication. Compte tenu de la quantité maximum de synthèse de vitamine D possible par jour, en cas d'exposition du corps entier, l'arrêt de la synthèse se fait à peu près au moment où la peau se mettrait à rougir.

Les personnes à peaux très claires, qui rougissent en quelques minutes, sont particulièrement exposées au risque d'un certain cancer de la peau, le mélanome, surtout si ce type de peau est associé à des cheveux et des yeux clairs et à des taches de rousseur. Pour ces personnes, la synthèse de la vitamine D se fait en un temps record, alors qu'une peau mate doit s'exposer plus longtemps pour synthétiser la même quantité de vitamine D. En résumé, en ce qui concerne la fabrication de vitamine D, il n'y a aucun intérêt à rester au soleil trop longtemps. Une fois la quantité journalière synthétisée, l'effet bénéfique du soleil est terminé.

Si l'on persiste à rester au soleil, on prend le risque d'un coup de soleil qui est un facteur favorisant pour les cancers de la peau et surtout pour le mélanome. Ce cancer est rare et représente environ 5 % des cancers de la peau mais c'est le plus grave de tous. Il peut être situé sur des zones non exposées au soleil mais il est surtout favorisé par les coups de soleil répétés sur les peaux très claires de personnes ayant des taches de rousseur et les cheveux blonds ou roux, qui ne bronzent pas ou peu au soleil et attrapent systématiquement des coups de soleil. Paradoxalement, ce sont les personnes qui ont les meilleurs taux de vitamine D qui sont atteintes des formes de mélanomes les moins graves. Les marins, les travailleurs en extérieur dont la peau est largement exposée au soleil, ont un risque de cancer de la peau, autre que le mélanome, augmenté. Par contre, leur risque d'avoir un cancer autre qu'un cancer de la peau est diminué, et leur taux de vitamine D est plus élevé que celui de la population générale. Et le cancer n'est pas la seule maladie concernée.

LA BONNE ATTITUDE FACE AU SOLEIL

Il existe différentes attitudes qui oscillent entre deux extrêmes :
- l'éviction totale par crainte du cancer de la peau,
- l'exposition brutale ou excessive : elle n'apporte rien de plus en termes de quantité de vitamine D synthétisée, en revanche elle endommage les cellules de la peau en dépassant ses capacités de tolérance.

L'exposition contrôlée est le juste milieu et la solution : elle dure juste le temps qu'il faut pour que la peau ne rougisse pas, permettant lorsqu'elle est quotidienne, de synthétiser de bonnes quantités de vitamine D.

Cela fait des années que les messages de santé publique font du coup de soleil le thème de leurs campagnes de prévention : mauvais pour la peau, il est impératif de s'en protéger. Ce message est juste et normalement bien connu de tous. Mais, pour être exact, en précisant qu'une exposition régulière modérée, sans que la peau ne rougisse jamais, est bonne pour la santé en permettant la synthèse de vitamine D.

Ce qui suit est un peu complexe au premier abord, car c'est un discours nouveau par rapport aux messages habituellement donnés, mais il est primordial de le comprendre pour avoir un comportement adapté au rayonnement solaire.

En restant longtemps au soleil avec de la crème solaire, on se protège parfaitement des rayons UVB puisqu'ils sont en théorie filtrés à 100 % par les crèmes solaires appliquées en couche assez épaisse. Le rayonnement UVA, lui aussi responsable des cancers de la peau, est également bien filtré

TROUVEZ LA BONNE ATTITUDE

En termes d'exposition solaire, il y a globalement quatre attitudes, mais une seule permet de synthétiser la vitamine D. Trouvez laquelle :

• **Faut-il fuir le soleil ?** Certes il n'y a alors aucun risque de lésion cutanée directe par le soleil mais la synthèse de vitamine D est inexistante.

• **Faut-il rester des heures au soleil tartiné de crème solaire en couche épaisse et renouvelée souvent ?** La peau ne brûle pas mais elle ne reçoit quasiment pas non plus les rayons UVB qui permettent la production de vitamine D. Par ailleurs il y a un risque accru de cancer de la peau par exposition excessive à la majeure partie du rayonnement solaire que les crèmes solaires ne filtrent pas.

• **Faut-il s'exposer brutalement sans crème solaire ?** C'est le coup de soleil assuré, qui endommage les cellules de la peau (et augmente ainsi le risque de cancer cutané), sans permettre une synthèse de vitamine D plus importante.

• **Faut-il rester au soleil sans crème solaire sans que la peau ne rougisse puis se mettre à l'ombre ou mettre un vêtement couvrant ?** C'est l'attitude gagnante : la synthèse de vitamine D est correcte et la peau n'est pas agressée par le rayonnement solaire. Avec une durée d'exposition qui peut augmenter progressivement lors de la saison ensoleillée avec l'apparition du hâle protecteur.

par les crèmes solaires. Mais il reste encore 95 % du rayonnement solaire, je dis bien 95 %, qui sont eux, imparfaitement filtrés par les crèmes solaires. Or ce rayonnement, qui constitue donc la majeure partie des rayons solaires, favorise aussi les lésions de la peau à l'origine des cancers cutanés. Qui a vraiment conscience de cela en s'exposant des heures au soleil, enduit de crème solaire ? En restant au soleil sans l'inconfort de la brûlure, et même sans que ne survienne la simple rougeur cutanée débutante, on se prive de ce merveilleux signal que le corps nous envoie pour nous dire d'aller nous mettre à l'ombre. D'ailleurs à présent, les dermatologues recommandent en première intention l'ombre ou les vêtements couvrants pour se protéger du soleil.

À RETENIR

La crème solaire est utile quand on ne peut pas faire autrement, elle empêche la peau de brûler, mais elle ne protège que d'une partie du rayonnement.

Il y a eu tellement de campagnes publicitaires vantant les crèmes solaires pour se protéger du soleil que l'on a du mal à comprendre ce nouveau discours. Pourtant les fabricants de crèmes solaires ont renoncé au terme « écran total » qu'ils avaient abusivement utilisé, preuve qu'elles ne protègent pas totalement du rayonnement solaire.

Les experts les plus prudents recommandent, compte tenu du lien connu entre un taux bas de vitamine D et l'augmentation du risque d'avoir ou de mourir d'un cancer, *une supplé-*

mentation en vitamine D sans exposition solaire (même modérée). Mais les puristes rétorquent que *seul le soleil peut nous apporter toutes les formes de vitamine D* (or toutes les formes de vitamine D ont une action sur les cellules cancéreuses). Cependant l'exposition solaire ne suffit pas forcément à assurer un taux correct de vitamine D, surtout en hiver. Heureusement, les formes connues les plus actives contre les cellules cancéreuses sont apportées par la supplémentation.

Alors faut-il s'exposer ou non au soleil ? La sagesse est de s'exposer selon son type de peau : les blonds aux yeux clairs beaucoup moins longtemps que les bruns aux yeux marron. Car le risque de mélanome diminue certes plus on se rapproche de l'Équateur, mais cela n'est vrai que pour ceux dont c'est le pays d'origine, qui y sont adaptés. Le risque augmente, par contre, pour ceux à la peau claire qui ont migré vers ces régions où le soleil brûle leur peau. Comme les Anglais partis vers l'Australie, qui n'ont pas du tout une peau adaptée au rayonnement solaire de ce pays et doivent s'en protéger. Leur peau n'a pas assez de ce pigment appelé la mélanine pour filtrer les rayons du soleil intense de ces régions. Ce pigment est celui qui nous donne la couleur du bronzage et celui qui protège les peaux foncées et noires du soleil de leur pays d'origine. Une exposition raisonnable, c'est-à-dire en fonction de sa peau et de l'endroit où l'on est, qui dure de telle sorte que la peau ne rougisse pas, permet de synthétiser de la vitamine D tous les jours ensoleillés de l'année. Ce sont les coups de soleil et l'exposition excessive qui sont associés au risque de cancer de la peau. Par contre, cette exposition raisonnable nous permet d'augmenter notre taux de vitamine D, ce qui est associé à une réduction du risque des cancers autres que ceux de la peau et aux formes de meilleur pronostic du mélanome, le plus dangereux des cancers de la peau.

La vitamine D et l'immunité

On sépare classiquement l'immunité en deux parties :
• Celle qui nous permet de lutter contre les infections.
• Celle qui intervient dans les maladies dites auto-immunes où les cellules du corps sont en lutte avec certaines d'entre elles qui sont reconnues comme étrangères. C'est le cas pour le diabète de type I, la sclérose en plaques, la polyarthrite rhumatoïde par exemple.

LES INFECTIONS

La vitamine D permet de lancer au niveau des gènes, la fabrication de substances antimicrobiennes ce qui fait que l'on a pu écrire que la vitamine D avait des propriétés analogues à celle d'un « antibiotique naturel ». Cette action a été précisée en 2010, puisque l'on a mis en évidence qu'en l'absence de vitamine D, le système immunitaire ne démarre tout simplement pas. Les cellules de l'immunité qui sont chargées de tuer les bactéries et les virus (les lymphocytes T) doivent d'abord trouver de la vitamine D circulante, la fixer sur un récepteur pour lancer leur processus de défense. En bref, la vitamine D permet l'activation du système immunitaire de défense. Prenons maintenant quelques exemples de maladies infectieuses.

La grippe survient principalement les mois où les taux de vitamine D sont les plus bas, une fois que le stock de vitamine D constitué pendant l'été est épuisé. Ce manque fréquent de vitamine D durant la saison grippale permet d'en expliquer certains aspects. Pourquoi ce virus qui circule toute l'année est-il particulièrement virulent dès que le soleil, timide de la fin d'automne au début du printemps, ne nous permet pas, en France, de synthétiser de la vitamine D ? Pourquoi seulement une personne sur quatre risque d'être contaminée lors d'une nouvelle épidémie de grippe saisonnière ? Et surtout comment expliquer les expériences menées après la fameuse épidémie de grippe espagnole de 1918 où les marins volontaires, bien bronzés, car travaillant largement en extérieur, n'ont jamais été contaminés alors que des personnes grippées avaient toussé en face de leur visage ? Est-ce parce que leur taux de vitamine D est connu pour être supérieur au taux moyen de la population ? De nombreux experts de la vitamine D le pensent. Et ce, d'autant plus qu'une étude a montré que les personnes prenant de la vitamine D avaient moins la grippe que celles qui prenaient un placebo.

Les infections ORL et broncho-pulmonaires sont plus fréquentes chez les enfants dont les taux de vitamine D sont les plus bas. Cela a été montré dans de nombreux pays pour la rhinopharyngite comme la bronchiolite ou même la pneumonie. Par exemple, les enfants nés à terme et en bonne santé, mais dont les taux de vitamine D sont les plus bas, ont 6 fois plus de risques de présenter une bronchiolite dans l'année suivant leur naissance.

La tuberculose a été empiriquement traitée en exposant les personnes atteintes sur des terrasses ensoleillées, en altitude où les rayons UVB frappent notre peau avec une intensité plus grande, favorisant la synthèse de vitamine D. Car les habitants qui vivent au flanc des montagnes ont des taux plus élevés de vitamine D que ceux des plaines. D'ailleurs, dans une même communauté de personnes, partageant les mêmes origines et le même mode de vie, ceux qui développent la tuberculose sont ceux dont les taux de vitamine D sont les plus bas.

L'huile de foie de morue, qui contient beaucoup de vitamine D, avait aussi été utilisée avant la découverte des médicaments antituberculeux.

Durant la Deuxième Guerre mondiale, on donnait de la vitamine D aux enfants pour prévenir l'apparition de **furoncles**. Les expériences plus récentes sur l'homme ou l'animal expliquent pourquoi : les cellules autour de la plaie sécrètent de la vitamine D pour augmenter la défense par rapport aux microbes.

Après la mise en place d'une **prothèse de hanche**, le risque d'infection est minime, mais si l'infection se développe, elle est grave. Il s'avère que le taux d'infection est moindre chez ceux avec les meilleurs taux de vitamine D.

Et les personnes avec une **inflammation chronique des gencives** ont des taux bas de vitamine D.

LES MALADIES AUTO-IMMUNES

La vitamine D en se fixant sur ses récepteurs des cellules du système immunitaire permet leur maturation et leur activation. Mais pour que la vitamine D ait une action dans les maladies auto-immunes, il faut la donner à des doses suffisantes. Alors seulement, elle régule l'inflammation en favorisant la production des substances immunitaires anti-inflammatoires au détriment de celles qui ont une action inflammatoire. Si l'on remplace la vitamine D par un « placebo », il ne se passe rien. Si l'on prend de petites quantités de vitamine D, insuffisantes pour faire remonter son taux sanguin de façon satisfaisante, l'action sur le système immunitaire n'est pas visible. Chez l'animal, la vitamine D peut prévenir certaines de ces maladies ou diminuer leur intensité si elle est donnée après le déclenchement de la maladie.

L'hypothèse du rôle protecteur de la vitamine D dans la **sclérose en plaques** est défendue régulièrement dans des revues médicales internationales par un neurologue français, le Pr Charles Pierrot-Desseilligny. Des études sont en cours pour évaluer l'effet curatif de la vitamine D dans cette maladie. On sait maintenant qu'il y a des récepteurs à la vitamine D dans tout le cerveau, et que la vitamine D augmente la capacité des cellules nerveuses à se défendre d'une agression.

La vitamine D agit de deux manières pour protéger le système nerveux :

- soit directement en déclenchant la destruction des cellules endommagées,

• soit indirectement en favorisant la production de substances anti-inflammatoires protectrices pour le cerveau.

De plus, il a été décrit une interaction de la vitamine D avec un gène impliqué dans la sclérose en plaques : plus les taux de vitamine D sont bas, plus ce gène est exprimé. On comprend bien ainsi qu'avoir un taux correct de vitamine D dès l'enfance permet de diminuer le risque de cette maladie. Dans bien des études, il a été procédé à une supplémentation supérieure à celle recommandée par les autorités de santé des pays anglo-saxons concernés. Cela a permis :

• de montrer que l'utilisation de telles doses était sans danger,
• de remonter suffisamment le taux de vitamine D lorsque les taux de départ sont très bas, pour lui permettre d'être efficace. En effet si l'on ne remonte pas ce taux aux valeurs de celui d'une personne en bonne santé il est difficile de juger de son action.

La supplémentation a même pu permettre dans certains cas de dépasser le taux d'une personne en bonne santé, mais on ne peut déduire de ces recherches des recommandations générales d'utilisation de la vitamine D. Des doses importantes de supplémentation ont fait diminuer la fréquence des poussées, laissant entrevoir une action possible sur l'évolution de la maladie.

Ce qui interpelle dans cette maladie neurologique auto-immune, c'est qu'elle est plus répandue dans les pays les plus au nord de l'Équateur et, à l'intérieur des différents pays, dans les régions les moins ensoleillées. En France, par exemple, elle est moins fréquente dans le sud du pays. De même les Martiniquais venus vivre en métropole quelques années augmentent leur risque de développer cette maladie, par rapport à ceux restés en Martinique. Chez des jumeaux (des « vrais » jumeaux ayant les mêmes gènes) le risque de sclérose en plaques diminue pour celui qui s'est le plus exposé au soleil dans l'enfance. Vivre dans une région ensoleillée avant l'âge adulte, mais surtout ne pas avoir un taux bas de vitamine D permet donc de diminuer le risque de développer cette maladie.

Le **diabète de type I** (aussi appelé diabète insulinodépendant) est la forme de diabète qui se déclare souvent jeune, voire durant l'enfance. Cette maladie est aussi plus fréquente dans les zones moins ensoleillées de l'hémisphère Nord. Et ce, d'autant plus que les mères ont manqué de vitamine D durant leur grossesse. En Finlande, des nouveau-nés qui ont pris des doses de vitamine D supérieures aux recommandations actuelles jusqu'à l'âge d'un an ont eu, plus grands, une diminution de 80 % du risque d'avoir cette maladie. Cela laisse entrevoir que la vitamine D peut participer à la prévention de certaines maladies.

On montre aussi que si l'on supplémente la mère pendant la grossesse, cela permet de réduire de 40 % le risque pour l'enfant de développer un **asthme** (non allergique). Chez les enfants asthmatiques, la maladie est moins sévère pour ceux dont les taux de vitamine D sont les plus hauts. Pour certains médecins, la vitamine D fait partie du traitement de l'asthme. Selon une étude, la supplémentation entraîne une diminution de la survenue des crises.

Les personnes qui sont atteintes de **polyarthrite rhumatoïde** et qui ont les taux les plus bas de vitamine D sont aussi celles qui en ont les formes les plus sévères. La même chose est globalement observée chez les personnes ayant une maladie rhumatismale. Trop peu d'études ont utilisé une supplémentation en vitamine D suffisante, pour amener le taux sanguin de vitamine D à un niveau correct, afin d'en savoir plus. L'exposition au soleil est connue de longue date pour faire régresser les lésions cutanées du **psoriasis**. Cela peut même les faire disparaître. Des pommades contenant de la vitamine D ou un produit dérivé sont d'ailleurs utilisées dans son traitement.

Dans l'**eczéma atopique** un des traitements proposés est d'exposer la peau à de faibles doses de rayons UVB. On a aussi montré une amélioration de la réaction cutanée allergique au nickel (celle qui fait que l'on ne tolère pas de porter des bijoux « fantaisie ») après exposition aux rayons UV. L'action des UVB est plus durable que celle des UVA, donc utiliser la partie du rayonnement solaire ultraviolet qui déclenche la synthèse de vitamine D est préférable.

Les formes les plus précoces des **maladies inflammatoires de l'intestin** (dont la maladie de Crohn et la rectocolite hémorragique), débutant dès l'enfance, sont associées à un taux bas de vitamine D, de même que les formes les plus sévères à tout âge. Elles sont aussi plus fréquentes dans les régions les moins ensoleillées. Expérimentalement, la vitamine D aide à combattre l'inflammation intestinale et à défendre l'intestin contre les agressions.

Dans les suites d'une **greffe** de rein, de cœur ou de foie, l'organisme des personnes avec les taux les plus hauts de vitamine D tolère mieux le greffon provenant du donneur. Avoir un taux satisfaisant de vitamine D est favorable car il y a :

- moins de décès dans l'année qui suit une greffe cardiaque,
- plus de réussite des greffes de rein et de foie.

La vitamine D et son rôle dans le traitement du **SIDA** font l'objet de quelques études, à des doses élevées, aux États-Unis. En effet, plus le taux de vitamine D est bas, plus les marqueurs sanguins de la gravité de la maladie (les CD4) sont élevés. Par ailleurs, plus les taux de vitamine D des femmes atteintes du SIDA vivant en Tanzanie est haut, moins elles en meurent et moins elles transmettent la maladie à leur bébé.

En résumé concernant l'immunité, que ce soit pour se défendre contre les infections, ou pour avoir moins de risque de développer une maladie auto-immune ou une de ses formes sévères, il est préférable de ne pas avoir un taux de vitamine D bas.

Le cœur et les vaisseaux

Il y a des récepteurs à la vitamine D au niveau des cellules du cœur et des vaisseaux sanguins. La vitamine D est aussi impliquée dans la production de rénine qui agit sur la tension artérielle. Sachant cela, il est plus facile de comprendre que les personnes avec les meilleurs taux de vitamine D ont moins de risques d'avoir un infarctus, une défaillance cardiaque ou un accident vasculaire cérébral (AVC).

La vitamine D favorise une meilleure contraction des cellules du cœur et diminue l'inflammation, notamment celle des vaisseaux. Elle est aussi un facteur associé à moins d'athérosclérose : plus le taux de vitamine D est bas, plus il y a de risques de calcifications des vaisseaux ou d'augmentation de l'épaisseur des artères.

Aux États-Unis, les personnes à peau foncée ou noire dont le pigment freine la synthèse de vitamine D, sont aussi celles qui ont les taux les plus bas de vitamine D et sont presque deux fois plus sujettes à l'hypertension artérielle que celles à peau blanche. Pour les experts, se supplémenter en vitamine D fait partie de la stratégie de prévention des problèmes cardiovasculaires.

Les reins

Les reins jouent un rôle clé dans la transformation de la vitamine D car, après le passage au niveau du foie, c'est au niveau des reins que se produit la transformation en la vitamine D la plus active, celle dont l'action est comparable à celle d'une hormone. En cas d'insuffisance rénale, un taux bas de vitamine D est associé à une augmentation de la mortalité. Avoir des reins qui ne fonctionnent pas bien peut compromettre la dernière transformation de la vitamine D, car elle est majoritairement réalisée là. Cependant, elle peut aussi avoir lieu au niveau des tissus et des organes à partir de la forme précédente si elle est en quantité suffisante. La vitamine D a un rôle protecteur au niveau des reins et permet de mieux épurer les produits qui sont toxiques pour eux.

Le foie

Dès que les récepteurs à la vitamine D du foie sont activés par la vitamine D cela entraîne la production de substances et de transporteurs qui nous aident à éliminer les médicaments et les produits toxiques. Chez la souris, si ce système de détoxication fonctionne bien, sa durée de vie augmente. Et chez l'homme ? Quelques dizaines d'années de supplémentation seraient nécessaires pour y répondre... Mais pourquoi ne pas prendre de risques et maintenir un taux suffisant de vitamine D pour éliminer les toxiques de l'environnement et, au final, vivre plus longtemps ?

En cas d'insuffisance hépatique, la maladie est d'autant plus sévère que les taux de vitamine D sont bas. Quant au résultat du traitement des hépatites, il est moins bon si les taux de vitamine D sont bas.

Rappel : le foie est aussi un lieu de passage et de transformation de la vitamine D élaborée dans la peau et que les vaisseaux présents dans la peau amènent ensuite au foie. La forme qui en résulte est celle que l'on dose dans le sang car c'est celle qui reflète le mieux notre stock de vitamine D.

Le cerveau et les troubles de l'humeur

Le soleil agit favorablement sur l'humeur, d'une part par la lumière visible qui induit la synthèse de certains messagers chimiques appelés « neurotransmetteurs ». Par exemple la lumière visible du soleil inhibe la synthèse de la mélatonine et déclenche celle de la sérotonine, ce qui en fait un traitement des dépressions saisonnières (qui surviennent en automne et en hiver, quand la luminosité baisse). La luminothérapie, qui utilise des lampes spécifiques émettant un rayonnement de lumière visible, est d'ailleurs un élément du traitement des dépressions saisonnières. D'autre part, l'humeur dépend aussi de la vitamine D, synthétisée grâce à une autre partie du rayonnement, les UVB. La vitamine D agit probablement grâce à ses récepteurs présents au niveau du cerveau et aux interactions avec les neurotransmetteurs et leur production. Au sein d'un groupe, les personnes les plus dépressives sont statistiquement celles avec les taux les plus bas de vitamine D. Une supplémentation améliore leur humeur.

La vitamine D agit directement au niveau des cellules du cerveau mais aussi au niveau du système nerveux dans son ensemble, où elle a une action protectrice et là aussi une action de détoxification. Elle joue un rôle très important car elle régule les gènes qui permettent de synthétiser des protéines nécessaires au développement du cerveau et elle intervient dans la différenciation cellulaire du fœtus. Le cerveau du bébé rat ne se développe pas correctement si sa mère a manqué de vitamine D. C'est sûrement une information qui encourage toute future mère à surveiller son taux de vitamine D.

Les personnes qui sont atteintes de la maladie d'**Alzheimer** ont des taux de vitamine D le plus souvent inférieurs à celles qui en sont indemnes. Et plus leur taux est bas, plus leur niveau intellectuel est altéré. On sait que la vitamine D augmente l'activité d'un antioxydant majeur des neurones (le glutathion) ce qui peut permettre de protéger les neurones.

Le lien entre la recrudescence de l'**autisme** (et des troubles envahissants du comportement) et le début des campagnes d'éviction solaire pour se protéger du cancer de la peau est souvent évoqué. Les causes de cette maladie plurifactorielle sont encore mal connues, mais, après tout ce que nous avons vu, une supplémentation en vitamine D ne peut être que bénéfique.

La maladie de **Parkinson** est aussi associée à des taux bas de vitamine D. Les scientifiques ont retrouvé des récepteurs à la vitamine D au niveau de la zone du cerveau principalement incriminée dans cette maladie.

Le syndrome métabolique, le diabète de type II et l'obésité

Le syndrome métabolique associe au moins trois des quatre anomalies suivantes : un surpoids, de l'hypertension artérielle, un taux de sucre sanguin (glycémie) élevé et une baisse du bon cholestérol. Les personnes ayant un syndrome métabolique ont plus fréquemment des taux bas de vitamine D.

On suspecte aussi un rôle de la vitamine D dans les anomalies de la glycémie des diabétiques de type II, dont les marqueurs sanguins sont moins favorables quand leur taux de vitamine D est bas. La vitamine D, en effet, agit sur la sécrétion de l'insuline, cette hormone qui régule la glycémie, et sur la sensibilité à l'insuline.

Chez les personnes obèses, les taux de vitamine D sont aussi souvent bas. On sait que la vitamine D a une action directe sur les cellules graisseuses et que meilleurs sont les taux de vitamine D et meilleure est l'efficacité d'un régime amaigrissant.

La fertilité et la grossesse

La vitamine D intervient sur le système de la reproduction : il y a ainsi des récepteurs à la vitamine D au niveau des spermatozoïdes chez l'homme et du placenta de la femme enceinte.

La vitamine D en quantité suffisante est également associée chez la femme :

- à moins de gêne pendant les règles,
- à un meilleur taux de réussite après une fécondation *in vitro*,
- à des grossesses moins à risque (risque diminué de prééclampsie ou toxémie gravidique ou de contractions excessives de l'utérus).

Et aussi

Chez l'animal, la vitamine D diminue la vascularisation excessive de la rétine. Or c'est la cause de certaines **maladies oculaires**. D'ailleurs, on a montré en 2011 que les femmes qui avaient des taux très bas de vitamine D avaient plus de risques de développer une forme précoce de la dégénérescence maculaire liée à l'âge (DMLA).

La **thyroïde** a des récepteurs à la vitamine D elle aussi. Et plus le taux de vitamine D est bas, plus le taux des anticorps dirigés contre la thyroïde est haut. Un résultat d'étude qui résume parfaitement mon propos : **plus on a un taux bas de vitamine D, quelle que soit la maladie, plus on meurt.**

Il y a des récepteurs de la vitamine D au niveau de nombreux tissus et organes de notre corps. Pour les spécialistes de cette vitamine, il y en a potentiellement partout. Quelle que soit la maladie envisagée, les taux les plus bas de vitamine D sont toujours associés à plus de risque de la présenter aux formes les plus sévères et finalement à plus de risque d'en mourir.

Il n'est pas très compliqué de prendre une supplémentation en vitamine D et cela n'est pas coûteux, ni pour la société car c'est un médicament extrêmement bon marché, ni pour la personne en France car la Sécurité Sociale rembourse les formes médicamenteuses.

Nous allons voir dans le chapitre suivant qu'il est facile de vérifier si son taux de vitamine D est correct.

CHAPITRE 3

COMMENT SAVOIR SI J'EN MANQUE ?

POUR CONNAÎTRE SON TAUX DE VITAMINE D, IL SUFFIT de faire une prise de sang dans un laboratoire d'analyses biologiques. Deux formes de vitamine D peuvent être mesurées par les laboratoires, mais seule l'une d'elles est dosée en routine : la « **25 OH vitamine D** » ou **calcifédiol**. Ce dosage est remboursé par la Sécurité Sociale s'il est prescrit par un médecin.

Grâce aux articles scientifiques, à la formation continue des médecins, la vitamine D est de mieux en mieux connue en France et les médecins demandent ce dosage plus fréquemment.

Les laboratoires d'analyses médicales se sont adaptés et sont de plus en plus nombreux à réaliser sur place cette analyse, permettant aux patients d'avoir un résultat dans la journée.

Le dosage de « 25 OH vitamine D » est celui qui reflète le stock et la disponibilité en vitamine D de l'organisme. Les experts de la vitamine D l'ont choisi comme référence de notre statut en vitamine D.

LE CALCITRIOL : LA FORME LA PLUS ACTIVE

Des deux formes de vitamine D dosées, la plus active, celle qui se comporte comme une hormone, **le calcitriol**, ne représente qu'une très faible partie de notre stock de vitamine D. Son taux sanguin peut même être normal alors que les stocks de vitamine D sont bas. Comme sa quantité dans le sang est mille fois plus petite que la forme habituellement dosée la « 25 OH vitamine D », elle est aussi nettement plus difficile à doser que cette dernière. Le calcitriol est majoritairement produit au niveau des reins, on réserve donc son dosage aux personnes ayant une insuffisance rénale, qui peuvent avoir du mal à produire cette forme de vitamine D.

Savoir interpréter ses résultats

Bien que plus facile que la mesure du calcitriol (lire encadré), le dosage de la « 25 OH vitamine D » est tout de même assez complexe. Plusieurs méthodes peuvent être utilisées, avec des résultats un peu différents en fonction de la technique utilisée. Par exemple, on sait que pour être sûr d'avoir un taux de 32 ng/ml, il est préférable d'avoir un résultat de 40 ng/ml.

Le taux sanguin de vitamine D est le plus souvent donné en nanogrammes par millilitre (ng/ml) ou en nanomoles par litre (nmol/l). Pour convertir les nanomoles en nanogrammes, il suffit de les diviser par 2,5. Ainsi, 75 nmol/l correspondent à 30 ng/ml. Comme les laboratoires d'analyses biologiques rendent majoritairement les résultats en nanogrammes par millilitre, ce sera l'unité choisie préférentiellement pour ce livre, même si les publications scientifiques utilisent plus les nanomoles par litre.

Voici les normes officielles pour interpréter les résultats :
- **Carence : 25 (OH) D inférieure à 25 nmol/l (10 ng/ml)**
- **Déficit : 25 (OH) D entre 25 et 75 nmol/l (10-30 ng/ml)**
- **Concentrations normales : 25 (OH) D entre 75 et 250 nmol/l (30-100 ng/ml)**

Mais ces limites sont assez théoriques.

À RETENIR

Si le résultat est rendu en nanomoles par litre (nmol/l), il faut diviser ce résultat par 2,5 pour obtenir des nanogrammes par millilitre (ng/ml). 100 nmol/l correspondent donc à 40 ng/ml.

À la recherche du taux favorable

Depuis 2007, les experts de la vitamine D démontrent qu'un taux minimum de vitamine D de 30 ng/ml est indispensable à la santé de l'os. Sous leur impulsion, la norme inférieure du taux de vitamine D a été remontée à 30 ng/ml. Cependant la grande majorité des spécialistes anglo-saxons de la vitamine D estiment que son taux sanguin doit être supérieur à 30 ng/ml pour prévenir le cancer et les maladies immunitaires. Certains préconisent ainsi un taux optimal de 40 à 45 ng/ml. D'autres vont nettement au-delà : 40 à 60 ng/ml, voire plus. La limite supérieure a été fixée à 100 ng/ml. Alors quel est le taux souhaitable ? Le taux sanguin de vitamine D d'une personne en bonne santé vivant largement en extérieur est de l'ordre de 40 ng/ml sans dépasser 45 ng/ml. Atteindre des valeurs supérieures à 45 ng/ml ne me semble possible que si l'on se supplémente. Je n'ai jamais rencontré spontanément, c'est-à-dire sans supplémentation, un taux de plus de 45 ng/ml parmi mes patients. Et, je n'ai pas rencontré spontanément, c'est-à-dire sans supplémentation, un taux entre 40 à 45 ng/ml chez plus de six personnes en quatre ans de dosages quasi systématiques des patients qui me consultent.

Le taux souhaitable de vitamine D est donc de 40 à 45 ng/ml (100 à 112,5 nmol/l).

Pour les experts de la vitamine D :

- son taux ne doit jamais être inférieur à 30 ng/ ml,
- un taux supérieur à 100 ng/ ml est toxique,
- le taux souhaitable se situe entre 40 et 45 ng/ml.

Afin d'atteindre le taux souhaitable de vitamine D il faut principalement avoir bien compris le rôle du soleil dans la synthèse de la vitamine D et, si besoin, l'intérêt de se supplémenter.

CHAPITRE 4

SE PROCURER DE LA VITAMINE D NATURELLEMENT

LA SEULE VITAMINE D VRAIMENT NATURELLE EST CELLE que nous fabriquons dans notre peau sous l'action du soleil. Celle que l'on trouve dans l'alimentation ou qui provient des huiles de poisson (dont la célèbre huile de foie de morue) peut aussi être qualifiée de naturelle.

Grâce au soleil

Le rayonnement solaire nous permet d'élaborer dans notre peau la vitamine D la plus naturelle, celle qui, à partir de son précurseur, un dérivé du cholestérol, pourra tout au long de ses transformations revêtir la forme de plus d'une vingtaine de molécules (même si on ne connaît à ce jour que le rôle de trois ou quatre d'entre elles). Il n'y a aucun autre moyen d'être sûr d'avoir toutes les formes possibles de vitamine D à sa disposition. C'est pour cela que l'exposition régulière de sa peau nue aux rayons du soleil, toute la belle saison ensoleillée, est irremplaçable. Bien sûr sans que la peau rougisse (signe qu'elle est agressée), car de toutes les façons la synthèse de vitamine D est limitée dans le temps et ne dépasse pas une certaine quantité quotidienne. Cette quantité est équivalente à l'augmentation du taux de vitamine D dans le sang lorsque l'on prend 10 000 UI de vitamine D (UI = unités internationales ; par convention 1 microgramme de vitamine D équivaut à 40 UI de vitamine D). C'est le maximum de synthèse possible par jour pour un adulte. Le corps a prévu de ne pas risquer un surdosage et limite la production possible en une journée à environ 10 000 UI. Aussi, pour optimiser le stock de vitamine D sans rester longtemps au soleil, la meilleure solution est d'exposer le maximum de peau nue. Lorsque l'on est allongé en maillot de bain à la plage ou dans un jardin, il suffit d'exposer un côté puis l'autre afin que le maximum de peau soit atteint par les rayons du soleil. Juste les minutes nécessaires à la synthèse de vitamine D, l'exposition solaire couvrant normalement 80 % des besoins.

Ensuite, inutile de rester au soleil. Ceux qui veulent rester plus longtemps au soleil, peau nue, devront s'appliquer une crème solaire en couche épaisse, renouvelée souvent, qui bloque complètement les UVB, qui sont aussi ceux qui permettent la fabrication de vitamine D. Les fabricants de crèmes solaires s'engagent à ce que la crème appliquée en couche épaisse bloque 100 % du rayonnement UVB, c'est-à-dire aussi qu'elle ne permette **aucune** synthèse de vitamine D. Ceux qui restent très peu de temps au soleil, scrupuleusement enduits d'une bonne couche de crème solaire, ne permettent quasiment aucune synthèse de vitamine D dans leur peau. Mais l'appliquer ainsi revient à utiliser une grande partie d'un tube à chaque fois, aussi rares sont les personnes qui en mettent autant. Et l'on sait que les adeptes de l'exposition prolongée et de la crème solaire synthétisent tout de même un peu de vitamine D. Car les bains, les serviettes de plage et le sable retirent une partie de la crème. Ce qui est bien dommage d'ailleurs pour la mer, les lacs et les rivières. En effet, ces crèmes solaires sont responsables en partie du blanchissement des coraux dont elles tuent les micro-algues de surface et sont aussi toxiques pour le plancton, cette nourriture à la base des chaînes alimentaires maritimes.

Quant aux poissons des lacs et des rivières, ce sont les filtres des crèmes solaires, dont l'action imite celle d'une hormone sexuelle, qui s'accumulent dans leur corps et perturbent leur reproduction et leur santé. Les personnes ayant une démarche écologique qui se tourneraient vers les crèmes solaires dites « biologiques » devront se contenter d'écrans minéraux à base d'oxyde de zinc ou de dioxyde de titane qui reflètent les rayons du soleil. Car, le recul est insuffisant pour juger de la toxicité éventuelle des crèmes biologiques plus modernes, qui font appel aux nanotechnologies.

Dès que l'on a largement exposé sa peau au soleil (et « largement » ne signifie pas ici « longtemps » mais « sur une large surface »), bien sûr sans qu'elle rougisse, il n'y a encore rien de mieux que l'ombre ou les vêtements pour se protéger des rayons du soleil. Avec le hâle progressif, la durée d'exposition tolérable et utile augmente un peu tous les jours. Car la mélanine, ce pigment produit par le rayonnement solaire, nous protège ensuite de ses rayons, mais nous fait synthétiser la vitamine D plus lentement. Ce pigment est plus important chez les personnes à peaux mates qui peuvent rester d'emblée plus longtemps au soleil que celles à peaux claires. Il est maximum chez les personnes à peau noire pour qui l'exposition solaire en France métropolitaine peut et doit être prolongée pour synthétiser une quantité suffisante de vitamine D. Leur peau est faite pour supporter un ensoleillement d'une toute autre intensité et peine à produire de bonnes quantités de vitamine D sous le soleil de l'Hexagone. Pour tous, après avoir exposé sa peau au soleil, le temps nécessaire à la synthèse de la dose de vitamine D qui nous est vitale, un parasol, un T-shirt et un chapeau à larges bords sont les meilleurs investissements santé pour se protéger du soleil.

DU BON USAGE DES CRÈMES SOLAIRES

Si vous souhaitez rester plus longtemps la peau au soleil, il n'y a pas d'alternatives à la crème solaire, très efficace pour absorber le rayonnement brûlant. Par contre, ces crèmes solaires ne permettent pas de se protéger totalement du rayonnement solaire En plus des UVB et des UVA dont les longueurs d'onde sont proches, elles protègeraient aussi partiellement

L'INTERDICTION DU TERME « ÉCRAN TOTAL »

Un procès a eu lieu aux États-Unis débouchant en juillet 2006 sur des recommandations de la part du procureur général Richard Blumenthal, envers l'Agence américaine de sûreté des produits alimentaires et des médicaments, la FDA (*Food and Drug Administration*). Le procureur a demandé l'application des réglementations concernant l'étiquetage des crèmes solaires, en les réactualisant par rapport à celles de 1993 qui ne permettaient pas d'empêcher des allégations fausses et trompeuses. En effet les crèmes solaires de l'époque portaient l'appellation « sunblock », ou « écran total », alors qu'elles ne bloquaient parfaitement que les UVB.

Prenant les devants, le 22 septembre 2006, la Commission Européenne a émis des recommandations concernant les produits de protection solaire et les allégations des fabricants quant à leur efficacité. Elles demandent un étiquetage très précis de l'indice de protection solaire contre les UVB mais aussi les UVA.

des rayons infrarouges. Mais presque rien n'est dit ou publié concernant le rayonnement que l'on appelle la « lumière visible », celui qui correspond aux couleurs de l'arc-en-ciel. À part les crèmes solaires utilisant des pigments et opaques à la lumière, peu de crèmes protègent de la lumière visible, qui semble pourtant être en partie responsable des lésions de la peau des personnes qui ont une hypersensibilité au soleil. Or la lumière visible représente tout de même la majeure partie du rayonnement du soleil et il est responsable d'au moins 50 % des lésions des cellules de la peau, dues au soleil. C'est d'ailleurs pour cela que le terme « écran total » a été interdit (lire encadré page 55).

Récemment, les crèmes solaires ont élargi leur spectre d'action par rapport au rayonnement solaire. Elles filtrent mieux les rayons UVA et les infrarouges qui sont les rayons qui chauffent, mais très peu la lumière visible. Il faut dire que les études qui montrent que les infrarouges et la lumière visible entraînent aussi des lésions cutanées pouvant faire le lit du cancer ne sont pas très nombreuses. Les recommandations issues des sociétés de dermatologie font, en France et dans les pays anglo-saxons, la part belle à l'ombre et aux vêtements couvrants pour se protéger du soleil. Les crèmes solaires arrivent en deuxième intention. Ce que l'utilisateur demande au départ, c'est de pouvoir rester au soleil sans brûler. Mais il faut tout de même qu'il ait conscience :

• pour lui-même, que la protection est incomplète, puisqu'il n'est pas protégé de la principale partie du rayonnement solaire qui agresse sa peau sans qu'il en ressente le moindre inconfort. Les lésions des cellules de la peau se font « en douce ». De plus, les crèmes solaires sont des cosmétiques et peuvent contenir des substances qui empêchent le système de réparation de la peau d'agir face au rayonnement UV. Les filtres des crèmes solaires sont aussi entourés de suspicion concernant leur implication possible dans le cancer du sein ou leur rôle sur les hormones thyroïdiennes, ou utilisent des minéraux sous forme de nanoparticules dont on ne connaît pas l'action à long terme.

• pour l'environnement, que les crèmes solaires ont été classées contaminants de l'environnement » par l'Agence de protection environnementale américaine.

Alors que faire ? D'abord la part des choses entre son désir de rester au soleil et le risque de vieillissement prématuré voire de cancer cutané en cas d'exposition prolongée, puis des choix, c'est certain !

LES BONS CHOIX EN FONCTION DE SON TYPE DE PEAU

En tout premier lieu, quel est votre phototype, c'est-à-dire votre tolérance au soleil en fonction du type de peau ? Il n'y a aucune comparaison entre celle d'une peau blanche et d'une peau noire comme le montre la classification de la page suivante.

La personne de phototype I n'est absolument pas faite pour rester au soleil, d'ailleurs elle l'a compris très rapidement. Et c'est tout le problème des migrations Nord-Sud, comme ces Anglais à peau si blanche émigrés en Australie ou autre région trop ensoleillée pour leur peau ce qui les a conduit à des recommandations drastiques face à l'exposition solaire. La vigilance des personnes à peau claire doit alors être extrême sous des cieux très ensoleillés. Par exemple, rester trois heures sur la plage d'Honolulu à Hawaï équivaut à recevoir plus de dix fois la quantité de soleil qui fait rougir une peau de phototype moyen. Alors, la crème solaire est bien sûr indispensable, mais il faut savoir ce que l'on impose à sa peau en termes de rayonnement. La crème solaire laisse passer une grande partie du rayonnement solaire qui n'est pas source de coup de soleil certes, mais qui endommage les cellules de la peau.

LES DIFFÉRENTS TYPES DE PEAU

PHOTOTYPE I	Peau extrêmement blanche, cheveux blonds ou roux, yeux bleus/verts	Brûle facilement, ne bronze jamais
PHOTOTYPE II	Peau claire, cheveux blonds roux à châtains, yeux verts/bruns	Brûle facilement, bronze à peine
PHOTOTYPE III	Peau moyenne, cheveux châtains à bruns, yeux bruns	Brûle modérément, bronze graduellement
PHOTOTYPE IV	Peau mate, cheveux bruns/noirs, yeux bruns/noirs	Brûle à peine, bronze toujours bien
PHOTOTYPE V	Peau brun foncé, cheveux noirs, yeux noirs	Brûle rarement, bronze beaucoup
PHOTOTYPE VI	Peau noire, cheveux noirs, yeux noirs	Ne brûle pas

Par contre les personnes ayant les phototypes V et VI ont, si elles ont migré du Sud au Nord, un ensoleillement insuffisant pour leur fournir la quantité de vitamine D qui leur est nécessaire. Les obligations religieuses ou les modes de vêtements couvrants ont les mêmes conséquences, voire se surajoutent si la peau est foncée ou noire et alors la situation en termes de synthèse de vitamine D est catastrophique. Et ce n'est pas parce que l'on vit dans un pays ensoleillé que l'on ne manque pas de vitamine D. Encore faut-il exposer sa peau nue aux rayons du soleil. Ce qui n'est pas souvent le cas non plus des personnes âgées en institution. Mais qui dit exposition solaire dit : « la dose individuelle qui ne fait pas rougir la peau ». Il faut surveiller ou encore mieux faire surveiller sa peau qui ne doit pas rougir. Chacun a une durée de tolérance au soleil qui lui est propre. S'exposer en dessous de cette durée par peur ou de façon excessive par insouciance sont deux attitudes liées à une méconnaissance de l'action du rayonnement solaire sur notre peau. Par exemple, il faut être particulièrement vigilant s'il y a du vent, car la sensation de chaleur qui donne l'impression de cuire au soleil diminue ou disparaît. Le froid est trompeur aussi. Au ski, s'il y a du soleil, le froid peut nous empêcher de sentir venir le coup de soleil. La crème solaire s'impose dans ces deux cas en cas d'exposition prolongée pour ne pas brûler, mais alors la synthèse de vitamine D n'est pas possible.

QUAND ET OÙ S'EXPOSER ?

En France métropolitaine, c'est principalement l'été que l'on fabrique la majeure partie de la vitamine D, stockée ensuite pour la saison hivernale dans les tissus graisseux, les muscles et aussi un peu les organes. Globalement, du fait de leur mode de vie, les hommes ont des taux plus élevés que les femmes, surtout ceux qui font du sport en extérieur ou vont ramasser les premiers pissenlits dans les champs au début du printemps et cueillent les derniers champignons à la fin de l'automne. Ils synthétisent tout de même un peu de vitamine D durant les mois d'avril et d'octobre, permettant de mieux tenir durant la saison hivernale. Car en hiver, le niveau d'ensoleillement est insignifiant pour la synthèse de vitamine D en France et pour tous les endroits situés au-dessus de la latitude de 35° Nord, qui est par exemple en Europe, celle de l'île de Malte.

MOINS D'UVB L'HIVER QUE L'ÉTÉ

L'hiver, l'inclinaison des rayons du soleil par rapport à la Terre augmente dans l'hémisphère Nord, ce qui fait que le rayonnement solaire traverse plus obliquement la couche d'ozone avec une absorption des UVB qui est plus importante. Il faut aller vers des latitudes plus basses, inférieures à 25° de latitude Nord, comme par exemple la ville de Louxor en Égypte, pour qu'il n'y ait plus de différence, aux heures les plus chaudes, entre l'exposition solaire aux UVB de l'été et de l'hiver.

Au-dessus de 51° de latitude, le rayonnement solaire ne permet pas du tout de synthétiser la vitamine D l'hiver.

Paris a une latitude Nord de 48°. En France, la synthèse de vitamine D se fait principalement entre avril et septembre, mais avec une variation significative entre le nord et le sud de la France, car la différence de latitude change l'ensoleillement. Cette latitude varie d'un peu plus de 8° entre Ajaccio et Dunkerque, ce qui n'est pas négligeable pour la synthèse de vitamine D.

L'altitude aussi a son importance. Plus on se rapproche du soleil, plus son rayonnement est intense. À latitude équivalente, on synthétise mieux la vitamine D à la montagne qu'au niveau de la mer. La réverbération du rayonnement solaire sur la neige, le sable ou le béton augmente aussi son intensité. Par contre, les rayons UVB ne pénètrent quasiment pas dans une voiture aux vitres fermées en plein soleil, ou derrière les vitres d'une véranda. Les UVA le peuvent.

Si l'on a un phototype moyen (phototype II à III), exposer au soleil ses bras et jambes découverts pendant 15 minutes (exposition solaire simulée) permet d'obtenir l'équivalent de 3000 UI. Par contre, un phototype VI (voir tableau page 58) a besoin de s'exposer beaucoup plus longtemps pour produire la même quantité de vitamine D. Mais comparer une exposition solaire simulée à une exposition solaire réelle n'est pas si simple.

Le rayonnement du soleil est plus ou moins filtré par la pollution de la couche d'ozone selon l'endroit où l'on se trouve. Son inclinaison varie selon les saisons et la géométrie du corps.

En 2005, **les recommandations solaires australiennes** ont été revues et conseillent d'exposer **les bras et le visage** pendant une durée équivalente à 1/3 de celle qui entraîne une rougeur cutanée, et ceci le plus souvent possible. Bien sûr, l'exposition délibérée entre 11 h et 15 h (heures solaires) reste déconseillée. L'intérêt de cette recommandation est double. Elle fait appel à la responsabilité individuelle. Elle respecte les différences entre les individus. Deux remarques toutefois :

- le soleil en l'Australie n'a pas la même intensité qu'en France ; en Australie, une telle exposition permet une production de vitamine D de l'ordre de 800 à 1000 UI ;
- exposer la peau du visage n'est pas la meilleure chose à faire, car cette peau est fine et prend en général suffisamment le soleil lors des déplacements ; l'exposer délibérément favorise le vieillissement cutané.

Pour les personnes à peaux extrêmement claires à risque de mélanome, outre la protection pour éviter le coup de soleil bien sûr, mais aussi tout simplement l'apparition de la rougeur cutanée, la meilleure prévention est de les informer et de leur apprendre à examiner leur peau, en complément d'un examen médical régulier. Une solution pour les peaux claires peut être un parasol ou l'ombre légère d'un arbre, car dans ces cas, sans brûler, on fabrique quand même un peu de vitamine D au moment du plein soleil. Sous un arbre, la synthèse de vitamine D représente 55 % de celle qui se ferait au plein soleil et sous un parasol, 52 %.

Combien de temps rester au soleil?

Comment donner une recommandation d'exposition solaire valable pour chacun alors que les situations sont différentes selon les individus (pigmentation et épaisseur de la peau, variabilité des paramètres du rayonnement solaire en fonction de la saison, l'altitude et la latitude...) ? Finalement, le meilleur indicateur qui tient compte des variables de l'individu, de l'heure et de l'endroit où il se trouve est **la notion de légère rougeur**, qui annonce que l'exposition solaire devient plus néfaste que bénéfique.

En suivant ce principe de ne jamais laisser la peau rougir au soleil, **une exposition solaire brève** aux heures chaudes du milieu de journée, entre 10 et 14 heures solaires, soit de 12 h à 16 h en heures d'été, n'est pas plus dangereuse qu'une exposition prolongée plus tôt ou plus tard dans la journée. Seulement, la peau ne doit pas rougir.

En effet, la mesure du rayonnement UV pendant 6 mois a mis en évidence que la proportion entre les longueurs d'ondes des UVB qui déclenchent surtout la synthèse de vitamine D et celles des UVB (et des UVA) qui déclenchent la rougeur cutanée, n'est pas fixe. Elle varie selon l'heure, l'année et le lieu où l'on se trouve.

En plein midi en heures solaires, le rayonnement UVB qui déclenche la synthèse de vitamine D est environ **deux fois plus important** que le rayonnement UVB et UVA qui fait rougir la peau.

Ceci est essentiel en termes de recommandation de durée d'exposition solaire : « en s'exposant brièvement en plein midi, on produit la même quantité de vitamine D qu'en s'exposant deux fois plus longtemps en matinée ou l'après-midi et encore plus longtemps aux extrêmes de la journée. »

Dans les deux cas, quelle que soit l'heure où l'on s'expose, même si la durée que la peau supporte sans rougir est variable, la fabrication de vitamine D est maximum.

Cette durée est individuelle et est impossible à fixer. Mais, ce que la peau tolère sans rougir (quelques minutes l'été en plein midi, une demi-heure à l'heure du thé et plus en toute fin d'après-midi), permet de fabriquer à peu près la même quantité de vitamine D.

Les personnes distraites ont intérêt à s'abstenir. Pour les autres, si on ne dispose que de l'heure de midi pour s'exposer au soleil, c'est une alternative intéressante pour la synthèse de vitamine D.

Les recommandations qui déconseillent les heures chaudes pour s'exposer au soleil sont justes en termes de recommandations générales pour une population. Aller quelques minutes au soleil en plein midi fait appel à la responsabilité individuelle de chacun, sans laquelle cette option est dangereuse pour la peau. Elle peut préparer la peau aux expositions parfois trop brutales des beaux premiers week-ends ensoleillés.

Le corps humain stocke la vitamine D pendant une durée de 2 à 3 mois en moyenne. L'hiver, l'appoint assuré par l'alimentation sera particulièrement utile car, comme nous l'avons vu, en France métropolitaine, l'ensoleillement ne permet pas de synthétiser la vitamine D.

Par l'alimentation

Les apports de vitamine D par l'alimentation ont plus d'importance l'hiver que l'été mais ils ont des limites dont la capacité de notre estomac est la principale.

Ce sont les poissons gras (le maquereau, la sardine, le thon, le saumon...) qui sont les aliments les plus riches en vitamine D. À l'échelle d'un pays, les populations des pays scandinaves ou du Japon arrivent à manger assez régulièrement des poissons gras pour bénéficier réellement de l'apport en vitamine D.

D'autres aliments comme les huîtres ou le jaune d'œuf représentent un apport non négligeable de vitamine D. Mais ces quantités apportées par l'alimentation sont assez théoriques :

- le mode de cuisson et de transformation intervient,
- l'origine des animaux aussi. Par exemple la chair du saumon d'élevage contient 4 fois moins de vitamine D que celle du saumon sauvage. De même, la viande des animaux élevés en plein air contient plus de vitamine D que celle d'animaux élevés en intérieur.

LES ALIMENTS LES PLUS RICHES EN VITAMINE D

ALIMENT	UI DE VITAMINE D POUR 100 G
Huile de foie de morue	10 000 – 30 000
Huile de foie de morue officinale	8500
Saumon cuit	360
Hareng mariné	350
Maquereau cuit	350
Sardine conservée dans l'huile	300
Huîtres (3 à 4 moyennes)	240
Jaune d'œuf	400
Foie de bœuf cuit	30
Beurre	60
Fromage type emmental	40
Lait	4

On voit tout de suite, pour un apport comparable, qu'il est plus facile de manger 100 g de poisson gras que 100 g de jaune d'œuf. Affaire de goût !

Les champignons apportent la forme de vitamine D, dite D2, qui est celle d'origine végétale. Le shiitake (champignon noir cultivé en Chine) est la variété la plus riche en vitamine D2.

Si la vitamine D2 a été utilisée pour la supplémentation, elle est de plus en plus abandonnée car son efficacité est environ deux fois moindre que celle d'origine animale, qui est la vitamine D3, celle que les animaux et l'être humain fabriquent. Et la championne incontestable de l'apport de vitamine D d'origine animale est l'huile de foie de morue !

Avec l'huile de foie de morue

L'huile de foie de morue ne pourra être qu'une supplémentation d'appoint. Il est vrai qu'une cuillère à soupe d'huile de foie de morue procure de 400 à 1200 UI de vitamine D selon sa provenance. Mais l'huile de foie de morue apporte aussi une quantité importante de vitamine A qui est toxique à fortes doses. Même si en petite quantité, la vitamine A semble, comme le zinc par exemple, indispensable pour que la vitamine D puisse activer certains gènes, à forte dose, elle empêche l'action de la vitamine D au niveau des gènes.

Or, même de bonne qualité, l'huile de foie de morue peut contenir des doses importantes de vitamine A, jusqu'à des milliers de fois plus que celles de vitamine D. C'est pourquoi, si l'on veut prendre de l'huile de foie de morue, il est recommandé de prendre une huile comportant une forte proportion de vitamine D et le moins de vitamine A possible (il faut bien lire la composition du produit pour s'en assurer). Le goût très particulier de cette huile est aussi un élément qui en limite l'utilisation, même si les modes de fabrication actuels en améliorent l'odeur et la saveur.

L'huile de foie de morue existe sous forme de gélules mais, dans la majorité des cas, leur prise est extrêmement onéreuse et fastidieuse compte tenu du nombre de gélules qu'il faut avaler par jour pour se supplémenter suffisamment.

La meilleure solution si l'on souhaite se supplémenter avec l'huile de foie de morue est de la prendre sous une forme buvable, ce qui apporte le maximum de vitamine D.

Mais il faut supporter son goût et accepter de prendre le risque d'une surdose en vitamine A, ce qui diminue son action.

L'huile de foie de morue a aidé à éradiquer le rachitisme au début du XXe siècle et a gagné ses lettres de noblesse ainsi, mais elle est dépassée par la très grande fréquence et l'importance du manque en vitamine D de la population.

Au XXIe siècle l'huile de foie de morue ne peut donc être qu'un appoint. En cas de manque important en vitamine D, seule la supplémentation médicamenteuse permettra d'obtenir un taux de vitamine D entre 40 et 50 ng/ml.

CHAPITRE 5

SE SUPPLÉMENTER EN VITAMINE D

LA SUPPLÉMENTATION EST LA SEULE SOLUTION LORSQU'ON manque de vitamine D de façon importante. Elle est nécessaire surtout en hiver, voire toute l'année pour certaines personnes.

Les suppléments disponibles sont :

- soit des médicaments remboursés qui sont délivrés en pharmacie sur prescription du médecin pour la majorité d'entre eux,
- soit des compléments alimentaires en vente libre.

Accessoirement, une supplémentation minime est possible grâce aux aliments enrichis en vitamine D.

L'utilisation de lampes à UVB dans l'objectif de synthétiser de la vitamine D est exceptionnelle.

Certains médicaments contiennent de la vitamine D2 (ou ergostérol), d'autres de la vitamine D3 (ou cholécalciférol).

Il est préférable d'utiliser la vitamine D3 qui est la même molécule que celle que nous synthétisons dans notre corps sous l'action des UVB. Nous allons voir pourquoi.

Pourquoi de la vitamine D3 plutôt que de la D2

Tout simplement parce la vitamine D3, d'origine animale, est deux fois plus efficace que la D2 d'origine végétale.

1 UI de vitamine D2 n'équivaut pas à 1 UI de vitamine D3 : il faut prendre plus de vitamine D2 pour augmenter le taux sanguin de vitamine D de façon comparable. Et surtout si la supplémentation se fait avec des doses importantes et espacées de vitamine D. Si l'on prend de la vitamine D2 tous les jours, le taux de vitamine D2 reste correct. Si l'on prend une dose importante de vitamine D2 ou de vitamine D3, le taux dans le sang augmente avec les deux produits de façon identique les trois premiers jours. Mais, après quatorze jours, le taux de vitamine D est revenu à celui de départ avec la vitamine D2 alors qu'il est maximum avec la vitamine D3. En effet, la vitamine D2 se fixe moins bien sur le système de transport de la vitamine D et elle est détruite plus rapidement. En plus, lors du passage au niveau du foie, la vitamine D3 est cinq fois mieux transformée que la D2.

La conservation de la vitamine D3 en poudre est aussi supérieure à celle de la D2. Les experts de la vitamine D sont conscients que ces deux vitamines ne sont pas équivalentes, et qu'il serait plus simple de ne plus envisager la vitamine D2 dans la supplémentation ou dans l'enrichissement des aliments afin de ne pas fausser les résultats des études sur la vitamine D.

Notre corps peut utiliser la vitamine D2 en petites quantités mais il utilise beaucoup mieux la vitamine D3 qui est la vitamine D des animaux et des humains. Pour les experts de la vitamine D qui déclarent n'avoir aucun conflit d'intérêt, la vitamine D3 est à préférer pour la supplémentation.

Un peu de vitamine D tous les jours ou beaucoup de temps en temps ?

Certaines personnes préfèrent prendre de la vitamine D un peu tous les jours, pour d'autres, une dose plus importante et espacée leur convient mieux. Dans ce cas, marquer la date des prises dans son agenda ou sur son calendrier, est bien utile.

Prendre 1500 UI de vitamine D tous les jours, 10 500 UI chaque semaine ou 45 000 UI toutes les quatre semaines permet d'obtenir des taux sanguins comparables au bout de deux mois, puisque l'excès de vitamine D est stocké dans tous les cas. Il n'y a ainsi **pas de différence sur le taux final de vitamine D** après la prise de doses importantes espacées ou de plus petites doses rapprochées ou avec une supplémentation journalière.

En revanche, utiliser des doses de 500 000 UI, comme cela a été fait dans une étude et chez des personnes dont les taux de vitamine D n'étaient pas forcément extrêmement bas, n'est pas physiologique. On sait que la forme active de la vitamine D a une action hormonale, considérons-la donc comme une hormone potentielle et manions-la avec la même prudence. Par contre, même si une dose de 80 000 UI peut sembler importante, elle correspond à seulement 8 jours d'exposition du corps entier au soleil (sans que la peau ne rougisse). Ce n'est tout de même pas une raison pour en prendre si ce n'est pas nécessaire. Pour le petit enfant et les personnes très maigres, qui ont une capacité de stockage dans la graisse peu importante, la supplémentation journalière est préférable.

Les médicaments ne contenant que de la vitamine D

Rappelons que 1 microgramme (mcg) de vitamine D est égal à 40 UI.

La vitamine D est stockée et utilisée au fur et à mesure des besoins. Aux doses recommandées par les agences de santé gouvernementales ou à celles un peu plus élevées recommandées par les experts de la vitamine D, **il n'a jamais été retrouvé d'hypercalcémie.**

LA VITAMINE D3

La vitamine D3 utilisée dans les spécialités pharmaceutiques et les compléments alimentaires [cholécalciférol ou colécalciférol en Dénomination Commune Internationale

(DCI)], est issue de la lanoline (substance naturelle de la laine). En exposant la lanoline aux rayons UVB, on obtient une molécule qui est la copie conforme de celle que nous produisons. Il s'agit du même procédé que celui qui se déroule au niveau cutané. La vitamine D3 doit être conservée à l'abri de la lumière et de la chaleur.

Les spécialités pharmaceutiques de vitamine D3 sont :

• UVEDOSE® 100 000 UI : solution buvable en ampoule de 2 ml.

Excipients : butylhydroxytoluène, saccharine, acide sorbique, huile essentielle de citron, glycérides polyoxyéthylénés glycolysés.

• VITAMINE D3 BON® 200 000 UI : solution huileuse en ampoule de 1 ml buvable ou injectable. La forme injectable est utile aux personnes avec des troubles graves de l'absorption intestinale.

Excipients : triglycérides à chaîne moyenne.

• ZYMAD® : solution buvable en gouttes à 10 000 UI/ml : flacon de 10 ml muni d'un compte-gouttes (333 gouttes/flacon), 1 goutte = 330 UI.

Excipients : huile essentielle d'orange douce, huile d'olive raffinée pour préparations injectables, mélange de tocophérols naturels de forme alpha, bêta, gamma et delta

• ZYMAD® : ampoule buvable dosée à 80 000 UI ou 200 000 UI.

Excipients : huile essentielle d'orange douce, macrogolglycérides oléiques, huile d'olive raffinée pour préparations injectables.

Des comprimés dosés de 300 UI à 5000 UI sont également en vente libre. Le choix devrait s'élargir car les industriels sont intéressés par le marché des compléments alimentaires et la vitamine D peut en faire partie.

LA VITAMINE D2

L'ergocalciférol provient de l'exposition aux rayons UVB de l'ergostérol, qui est un champignon parasite du seigle. Son efficacité est moindre que celle de la vitamine D3.

Les médicaments contenant de la vitamine D2 sont :

- ZYMA D2® ampoule buvable dosée à 10 000 UI/ml,
- STEROGYL® solution buvable dosée à 20 000 UI/ml. Il peut être vendu en pharmacie sans prescription de son médecin.
- UVESTEROL D® solution buvable dosée à 1500 UI/ml. Début 2011, de nouveaux cas de malaises chez des nourrissons lors de l'administration de Uvestérol Vitaminé ADEC ou de Uvestérol D 1500 UI/ml ont conduit l'Afssaps à rappeler l'importance de bien respecter les modes d'administration de ces médicaments.

LES MÉDICAMENTS DE MANIEMENT PLUS DÉLICAT

Si on utilise des formes plus actives, correspondant aux étapes suivantes de transformation de la vitamine D, il est nécessaire de surveiller le taux de calcium dans le sang, car elles augmentent l'absorption du calcium au niveau de l'intestin.

Il s'agit du :

- DEDROGYL® (calcifédiol) solution buvable en goutte (1 goutte = 200 UI) ; c'est ce médicament qu'il faut choisir en cas d'insuffisance du foie due à une hépatite virale, d'alcoolisme, d'atteinte des voies biliaires, de prise de certains médicaments…, car il correspond à la forme de vitamine D issue de la transformation dans le foie. Cette forme est moins soluble dans les graisses que la vitamine D3, et s'y stocke donc moins bien. Aussi les prises doivent être rapprochées voire quotidiennes selon les besoins.
- D'autres médicaments correspondant à la forme de vitamine D la plus active avec une action hormonale, le calcitriol, ont une action plus marquée sur l'augmentation du taux de calcium sanguin. Ces médicaments sont utilisés en cas d'insuffisance rénale.

Pourquoi se supplémenter au-delà de 30 ng/ml ?

Le taux de 30 ng/ml qui est considéré comme la normale basse, correspond au minimum nécessaire pour la santé de l'os. Au-dessous de ce taux, la santé de l'os est compromise et le risque de chute augmente ainsi que celui, si l'on est âgé, d'entrer en établissement pour personnes âgées dépendantes. C'est aussi le taux minimum pour diminuer le risque d'avoir un cancer. Mais nous avons vu que compte tenu des difficultés du dosage, pour être sûr d'avoir un taux d'au moins 30 ng/ml, il fallait plutôt viser un taux de 40 ng/ml pour ne pas avoir à se préoccuper de la technique utilisée. Aussi la normale basse à rechercher doit être de 40 ng/ml.

Pourquoi vouloir obtenir un taux entre 40 et 45 ng/ml ?

Selon la majorité des études, le meilleur bénéfice pour la santé, sans prendre de risque, est d'avoir un taux de vitamine D situé entre 30 et 44 ng/ml. En 2008, quatre spécialistes de la vitamine D ont mesuré le taux de vitamine D de personnes en bonne santé, vivants proche de la nature et dans un environnement ensoleillé : il est égal ou légèrement supérieur à 40 ng/ml et cela, tout au long de l'année. Or, pour être sûr d'avoir 40 ng/ml, il est préférable de prendre une petite marge de sécurité. Aussi les experts préconisent-ils d'obtenir un taux de vitamine D entre 40 et 45 ng/ml.

À quelle dose se supplémenter ?

Il faut se supplémenter à la dose suffisante pour atteindre le taux souhaitable de vitamine D situé entre 40 et 45 ng/ml. C'est le but à atteindre. La supplémentation est variable selon le taux de départ et la réponse au traitement de chacun. Nous n'allons aborder que la supplémentation en vitamine D3, en suivant ainsi l'avis des experts internationaux de la vitamine D.

La vitamine D3 est la plus proche de celle que le soleil nous permet de synthétiser dans notre peau. « C'est comme du soleil mis en ampoule » comme je le dis souvent lorsque je prescris une supplémentation sous cette forme. Les autres supplémentations sont d'usage moins courant et réservées à des cas particuliers.

Pour maintenir un taux de vitamine D à 30 ng/ml, les experts recommandent d'exposer aussi souvent que possible les bras, les épaules et le dos, 15 minutes au soleil l'été et 20 minutes au début du printemps et à la fin de l'automne, entre 11 heures et 14 heures, en heures solaires. Si on s'expose en dehors de ces horaires, il faut s'exposer jusqu'à deux fois plus longtemps pour avoir une quantité suffisante de vitamine D. Ce n'est pas compatible avec tous les modes de vie. Alors pour obtenir un taux de 40 à 45 ng/ml toute l'année, la supplémentation est habituellement nécessaire et souvent à des doses supérieures aux recommandations des agences de santé gouvernementales. Par exemple, Ostéoporose Canada conseillait en juillet 2010 un apport quotidien de 400 à 2000 UI par jour selon l'âge et le risque d'ostéoporose, et en cas d'ostéoporose, la supplémentation nécessaire pendant 3-4 mois pour atteindre au moins 30 ng/ml, laissant ainsi la porte ouverte à une supplémentation plus élevée si besoin, juste le temps de ramener le niveau de vitamine D à celui souhaité.

LES DOSES DES AUTORITÉS DE SANTÉ

En France, en 2001, l'Afssaps (Agence française de sécurité sanitaire des produits de santé) a divisé par deux les apports conseillés en 1992. Ils sont en 2011 de :

- 200 UI par jour pour la population générale,
- 800 à 1000 UI par jour chez le nourrisson,
- 400 UI par jour chez les femmes enceintes et allaitantes,
- 400 à 600 UI par jour chez les personnes âgées de 75 ans et plus.

Le taux maximum autorisé par jour de supplémentation est de 2000 UI. Mais comment ce taux a-t-il été décidé ? Le taux de supplémentation maximum a été fixé, aux États-Unis, sur la base d'une étude ayant montré que 2400 UI de vitamine D par jour n'entraîne aucun effet secondaire, en appliquant un « facteur d'incertitude » de 1,2 pour obtenir 2000 UI de vitamine D par jour.

En Europe, la commission scientifique de l'alimentation s'est basée sur une étude ayant montré l'absence d'effets indésirables d'une dose journalière de 4000 UI et a choisi un « facteur d'incertitude » de 2 pour obtenir aussi 2000 UI.

Le groupe d'experts choisis au Royaume-Uni, a décidé de fixer le taux de supplémentation maximum à 1000 UI, en se basant sur la même étude que l'Europe avec encore un autre facteur d'incertitude.

Mais, dans certains pays, les choses évoluent. Devant les nombreux travaux scientifiques prouvant l'innocuité de doses de vitamine D plus élevées, Santé Canada et l'Agence de la santé publique du Canada (ASPC) ainsi que divers organismes gouvernementaux américains ont coparrainé le réexamen des normes de 1997 de l'apport nutritionnel recommandé (ANR) et de l'apport maximal tolérable (AMT) en vitamine D. En novembre 2010, l'apport nutritionnel recommandé a été rehaussé à 400 UI par jour jusqu'à 1 an, 600 UI entre 1 et 70 ans (particulièrement chez la femme enceinte) et 800 UI après 70 ans. L'apport maximal tolérable a aussi été bien augmenté, ce qui permet aux médecins de ces pays de supplémenter correctement leurs patients, tout en respectant la législation en cours. Il est compris entre 1000 et 3000 UI chez les enfants de 1 à 8 ans (1000 UI jusqu'à 6 mois, 1500 UI de 6 mois à 1 an, 2500 UI de 1 à 3 ans, 3000 UI jusqu'à 8 ans). Au-delà de 9 ans, il est de 4000 UI par jour, ce qui correspond aux souhaits des experts internationaux de la vitamine D.

Ce rapport signale tout de même qu'un apport en vitamine D supérieur à l'apport nutritionnel recommandé ne présente aucun avantage pour la santé et que le nouvel apport maximal tolérable ne doit pas être dépassé pour éviter de possibles conséquences néfastes. Il est vrai que tout le monde n'a pas besoin de prendre systématiquement des doses plus importantes que l'apport conseillé en vitamine D. Mais pouvoir le faire est particulièrement appréciable pour tous ceux qui ont besoin d'une supplémentation en vitamine D plus importante. Ce sont :

- les personnes âgées dont la peau fine contient moins de précurseur de la vitamine D et qui s'exposent peu ou pas au soleil,
- les personnes à peau foncée ou noire vivant sous des latitudes Nord,
- celles qui portent des vêtements couvrants,

• toutes celles qui n'exposent pas leur peau au soleil du fait de leur mode de vie ou parce que l'ensoleillement de leur lieu de vie est faible,
• et tout simplement toutes celles qui manquent beaucoup de vitamine D.

Prenons l'exemple de la Société canadienne de pédiatrie. Depuis 2007, ses recommandations sont de supplémenter les nourrissons jusqu'à un an avec au moins 400 UI par jour de vitamine D, en passant à 800 UI par jour l'hiver pour les territoires les plus au nord du pays ou en cas de risques supplémentaires de carence, comme une peau de couleur foncée ou noire. Selon la Société, ces recommandations peuvent être insuffisantes, et des recherches sont nécessaires pour établir si des apports plus importants de vitamine D ne sont pas souhaitables la première année de vie. Elle conseille d'exposer les nourrissons et les enfants au soleil pendant une petite quinzaine de minutes les jours où cela est possible.

Pour les femmes enceintes et qui allaitent, surtout les mois d'hiver, la Société recommande une prise quotidienne de 2000 UI, en vérifiant par un dosage que cette supplémentation est suffisante. Si ses recommandations restent prudentes, le texte du rapport cite quant à lui plusieurs études montrant que si la mère se supplémente avec 4000 UI par jour de vitamine D, le taux de vitamine D augmente dans le lait maternel, au point qu'il n'est plus nécessaire d'administrer des suppléments au nourrisson. C'est nouveau car depuis des années, on lisait que le taux de vitamine D dans le lait maternel était faible, et insuffisant pour l'enfant, alors que l'allaitement est le mode d'alimentation naturel des nourrissons. En fait, si la mère a un taux sanguin suffisant de vitamine D, c'est-à-dire au moins 40 ng/ml, son lait contient suffisamment de vitamine D pour son bébé. En pratique, rares sont les femmes allaitantes qui ont un tel taux sanguin de vitamine D – la supplémentation des nourrissons reste donc à l'ordre du jour.

Ce qu'il est intéressant de noter, c'est que la Société canadienne de pédiatrie préconise d'emblée aux femmes enceintes une supplémentation de 2000 UI de vitamine D, c'est-à-dire plus que les recommandations de l'Agence de la santé publique du Canada qui sont de 800 UI. Mais l'on a montré, en supplémentant la population des États du sud-est des États-Unis, qu'un apport de 800 UI par jour ne permet d'obtenir un taux de vitamine D d'au moins 30 ng/ml que chez une personne sur deux.

De toutes les façons, que ce soit 2000 UI ou 4000 UI de vitamine D par jour, on reste en deçà de la synthèse journalière possible grâce à l'exposition solaire.

De telles doses permettent toutefois d'atteindre des taux de vitamine D compris entre 40 et 50 ng/ml. Si l'on prend 4000 UI de vitamine D par jour pendant 5 mois le taux de vitamine D ne monte pas au-delà de 50 ng/ml, mais nous avons vu que c'est plus que notre objectif. La prise de 1000 UI par jour ne permet pas de dépasser le taux de 40 ng/ml.

LES DOSES DES EXPERTS

Pour obtenir, avec une supplémentation journalière, un taux de vitamine D compris **entre 40 et 50 ng/ml**, les recommandations des experts sont de donner pendant 1 mois, en moyenne :

- 2000 à 3000 UI par jour de vitamine D si le taux initial est de 22 à 30 ng/ml,
- 5000 UI par jour si le taux initial est inférieur à 22 ng/ml.

Afin d'atteindre un taux **entre 40 et 45 ng/ml**, on peut recommander...

Avec une supplémentation quotidienne, de prendre en moyenne pendant 1 mois :

- 1500 à 2500 UI par jour pour ceux dont le taux initial est de 22 à 30 ng/ml (l'apport devant être d'autant plus élevé que le taux de départ est plus bas),
- 3000 UI par jour pour ceux dont le taux initial est inférieur à 22 ng/ml.

Avec des doses importantes de 80 000 à 100 000 UI

On estime que deux doses espacées de 15 jours font monter le taux d'environ 15 ng/ml. On peut recommander de prendre en moyenne :

- 1 à 2 doses de 80 000 UI de vitamine D espacées de 15 jours, pour ceux dont le taux initial est de 22 à 30 ng/ml (l'apport devant être d'autant plus élevé que le taux de départ est plus bas),

- 2 à 3 doses de 80 000 UI espacées de 15 jours, voire plus, pour ceux dont le taux initial est inférieur à 22 ng/ml.

Pour ensuite maintenir le taux de vitamine D souhaité, la fréquence des doses de 80 000 à 100 000 UI ou la prise journalière dépend du taux de départ. On peut conseiller en moyenne :

- une dose de 80 000 UI toutes les 4 semaines ou 1500 UI par jour si le taux de départ est inférieur à 20 ng/ml et cela, souvent l'année entière, surtout si l'exposition solaire est occasionnelle,
- une dose de 80 000 UI toutes les 6 semaines ou entre 300 et 400 UI par jour si le taux initial est compris entre 20 et 30 ng/ml, sauf en juillet et août en cas d'exposition solaire régulière,
- une dose de 80 000 UI tous les 3 à 4 mois de novembre à avril ou 500 UI par semaine si le taux initial se situe entre 30 et 40 ng/ml, avec une exposition solaire régulière aux beaux jours.
- Une dose d'environ 100 000 UI dans l'hiver pour ceux dont le taux est entre 40 et 45 ng/ml. Mais rares sont ceux qui ont spontanément ce taux.

Rappelons qu'il s'agit là de recommandations générales. La supplémentation doit être adaptée au cas par cas, chaque personne étant un cas particulier.

Comment savoir si la supplémentation est efficace ?

Seul un dosage sanguin permet de vérifier si la supplémentation permet d'obtenir le taux souhaité. La même dose de supplémentation en vitamine D n'est pas suffisante pour tous. Elle doit tenir compte du déficit initial et de la capacité à absorber et à assimiler la supplémentation, ce qui ne peut être contrôlé que par le dosage.

Ce dosage doit être réalisé au moins 4 semaines après la prise d'une dose, voire plus si les doses sont plus espacées.

Pour les personnes ayant les taux initiaux les plus bas, il est fréquent que le taux de vitamine D soit redevenu bas après 4 semaines. Il faut dans ce cas prendre des doses plus rapprochées de vitamine D. Ce dosage de contrôle n'est donc pas un dosage inutile.

Seul un quart de la population française a un taux de vitamine D supérieur à 30 ng/ml. Ce chiffre n'a rien de typiquement français. Les habitants des pays de l'hémisphère Nord se situent tous dans cet ordre de grandeur. D'ailleurs, les pays plus ensoleillés, dont le mode de vie s'occidentalise, sont en train de rattraper ces chiffres. Si l'on prend comme norme, non plus 30 ng/ml mais 40 ng/ml, ce chiffre chute nettement. Trois-quarts de la population n'a pas un taux suffisant en vitamine D pour assurer la santé de ses os, sans parler de toutes les maladies favorisées par ce déficit.

Seules 10 % des femmes ménopausées de plus de 48 ans, particulièrement exposées à l'ostéoporose, ont un taux sanguin de vitamine D supérieur au minimum nécessaire à la santé de leurs os. Pourtant, en 2011, le dosage de vitamine D n'est pas systématique dans cette population de femmes particulièrement à risque. Cette situation n'est pas particulière à la France. En Europe, seules 20 % des femmes ménopausées ne présentent pas de déficit en vitamine D.

Reinhold Vieth, un expert de la vitamine D, a proposé de réaliser préventivement un dosage annuel de la vitamine D, comme celui du cholestérol – et peut-être avec plus d'intérêt pour la santé car les conséquences d'un déficit en vitamine D se font à court et à long terme. Pour les experts, le coût nécessaire pour informer, supplémenter en vitamine D afin obtenir un taux entre 40 et 45 ng/ml et réaliser certains dosages de vitamine D d'une population sera toujours moindre que celui des dépenses de santé dues aux maladies favorisées par le manque en vitamine D.

La vitamine D est-elle toxique ?

Potentiellement, la vitamine D utilisée en supplémentation peut être toxique. Il y a eu d'exceptionnels accidents d'intoxication, après la prise de doses importantes de vitamine D, 50 000 à 150 000 UI par jour, et pendant une longue période. Mais, à ces doses, nous sommes très loin des recommandations des experts. Il s'agit généralement d'accidents de prescription, de délivrance, de dosage ou de prise.

La grande inquiétude avec des prises élevées de vitamine D, c'est surtout d'avoir un risque de « calcifications ».

Cependant, au vu des publications scientifiques, ce risque n'apparaît pas bien élevé. On a même mis en évidence le risque contraire. Des études ont montré qu'avoir un taux bas de vitamine D était associé à une augmentation du risque de calcifications artérielles et que la prise de fortes doses comme 100 000 UI quatre jours de suite, et même 18 000 UI par jour pendant cinq ans ou 50 000 UI par jour pendant 8 semaines, n'a pas fait augmenter la calcémie (le taux de calcium dans le sang). Et cela, même si dans certains cas la vitamine D était donnée en association avec du calcium à des doses importantes.

En 2004, une étude, qui a servi de référence pour fixer le taux maximum de supplémentation en Europe et au Royaume-Uni, a montré que 4000 UI de vitamine D par jour, pendant au moins 6 mois, ne permettent pas d'augmenter le taux sanguin de vitamine D à plus de 50 ng/ml et n'entraînent pas non plus de modification de la calcémie.

Si l'on ne prend pas en même temps des doses importantes de calcium, **on n'a jamais montré d'aggravation du risque de calculs rénaux**, même avec des doses importantes de vitamine D pouvant augmenter les taux sanguins de vitamine D bien au-dessus du taux souhaitable et qui sont du domaine de la recherche en l'état des connaissances.

LES SYMPTÔMES DE L'INTOXICATION

Chez l'homme, seuls des taux de vitamine D supérieurs à 240 ng/ml peuvent augmenter de façon excessive le taux de calcium dans le sang et les urines, avec comme symptômes :

- des douleurs,
- de la fièvre avec soif et un manque d'appétit marqué,
- des nausées et des vomissements, entraînant une perte de poids.

L'enrichissement des aliments

Compte tenu de la demande des consommateurs, l'industrie alimentaire se mobilise sur l'enrichissement des aliments. On a proposé d'abord d'enrichir le lait de vache en vitamine D, puis aussi les céréales, les huiles, les jus de fruits ou les champignons. Un enrichissement du lait en vitamine D, surtout s'il n'est pas allégé en matières grasses (car la vitamine D se dissout dans les graisses), permet d'obtenir des fromages à plus forte teneur en vitamine D. Des essais ont été faits, au Canada, sur un fromage industriel à pâte dure, le cheddar. Résultats : la vitamine D ne souffre pas d'être conservée au frais pendant 1 an, ni d'être chauffée cinq minutes à plus de 200 °C. Elle est assimilée de façon comparable à celle apportée par une supplémentation sous forme liquide. En Suède, l'enrichissement des produits laitiers industriels permet d'augmenter faiblement le taux de vitamine D, mais il faudrait consommer 300 g de fromage par jour.

L'enrichissement concerne les produits laitiers uniquement industriels. Il n'est pas forcément accessible aux productions artisanales de fromages fermiers au lait cru. Heureusement, le lait des vaches élevées en plein air est naturellement plus riche en vitamine D que celui des vaches enfermées la majorité du temps.

De toute façon, par sécurité, le taux autorisé pour l'enrichissement n'est pas très important. Cette forme de supplémentation pour le consommateur ne peut donc être que marginale au regard des besoins de personnes qui manquent vraiment de vitamine D.

Les lampes solaires

En France, les lampes de bronzage émettant seulement des rayons UVA, ne permettent pas de synthétiser la vitamine D.

Aux États-Unis, on commercialise des lampes émettant des rayons UVB. L'industrie de ces lampes solaires finance des recherches concernant la vitamine D (avec un risque de conflit d'intérêt).

Les lampes émettant des UVB sont utilisées en France sous contrôle médical dans le traitement de certaines maladies de peau. Elles peuvent être aussi une alternative aux injections intramusculaires de vitamine D pour les personnes ayant des troubles majeurs d'absorption intestinale comme dans certaines maladies inflammatoires de l'intestin.

Ce n'est malgré tout pas une façon vraiment naturelle de synthétiser la vitamine D car le rayonnement UVB représente une infime partie du rayonnement solaire et le reste du rayonnement solaire est lui aussi probablement utile pour la synthèse de vitamine D. Par exemple les infrarouges activent sa fabrication en augmentant la température de la peau.

De plus, le calibrage de tels appareils doit être précis et ils nécessitent des vérifications pour être utilisés correctement. C'est pourquoi la fréquentation des cabines de bronzage françaises, dont l'innocuité n'a pas été prouvée, n'apporte rien pour la synthèse de vitamine D.

CHAPITRE 6

37 QUESTIONS DE PATIENTS SUR LA VITAMINE D

QUESTION 1

Il y a des conservateurs dans certains produits médicamenteux de supplémentation en vitamine D. On m'a dit qu'ils étaient cancérigènes.

➜ En effet certains produits de supplémentation qui sont remboursés, mais pas tous, utilisent des conservateurs dans leur formule. De là à dire qu'ils sont cancérigènes, c'est autre chose. C'est une question de dose. De plus, compte tenu du rôle de la vitamine D dans le cancer, je pense qu'il vaut mieux se supplémenter avec de la vitamine D même avec des traces de conservateurs que ne rien faire.

Ces conservateurs sont les mêmes que ceux qui sont utilisés par exemple dans certaines pâtisseries industrielles. On prend en moyenne deux doses de vitamine D par an pour se supplémenter. Combien de pâtisseries industrielles mange-t-on par an ? Je préfère, moi aussi par principe, utiliser des produits sans conservateurs, et cette question m'incite à privilégier ceux remboursés qui en sont dépourvus.

QUESTION 2

Je suis naturiste. Pourtant mon taux de vitamine D reste bas à la fin du mois de septembre alors que je me suis exposée régulièrement tout l'été au soleil.

➜ Si l'on s'expose sans crème solaire régulièrement ou tous les jours de l'été – dans ce cas l'exposition concerne le corps entier –, normalement le taux de vitamine D remonte, sauf dans le cas d'une insuffisance de fonctionnement du foie ou d'un régime pauvre en graisses, car la synthèse de vitamine D se fait à partir d'un dérivé du cholestérol.

Quand on donne une supplémentation orale de vitamine D, s'il y a un problème d'absorption intestinale, le taux ne remonte pas.

Dans le cas de cette personne naturiste, l'exposition solaire est suffisante, le foie fonctionne normalement et il ne se pose pas le problème de la peau plus fine des personnes très âgées, qui contient moins du précurseur de la vitamine D. On peut en conclure que le soleil ne suffit pas toujours pour apporter la quantité de vitamine D nécessaire et seul un dosage permet de savoir si on en a assez.

QUESTION 3

Combien de temps par jour conseillez-vous de rester au soleil ?

➜ C'est toujours cette question que je trouve la plus difficile, car il est impossible d'y répondre brièvement. En général, on recommande de rester 10 minutes par jour au soleil en exposant bras et jambes. Cela est suffisant si l'on s'expose quasiment tous les jours durant la belle saison ensoleillée. Bien sûr, la peau ne doit jamais rougir et c'est là qu'intervient la notion de phototype, qui détermine la durée de l'exposition en fonction du type de peau. Quand on parle de quelques minutes d'exposition pour une peau claire, c'est de quelques dizaines de minutes dont il s'agit pour une peau foncée ou noire. Mais, comme la peau claire synthétise la vitamine D plus rapidement, au final, concernant la quantité fabriquée de vitamine D, la différence est minime.

La surface exposée a aussi son importance. Quand on est en tenue estivale, tout va bien, et en maillot de bain, c'est encore mieux. Plus on expose au soleil une surface importante de peau, moins on a besoin de l'exposer longtemps. Je recommande souvent aux personnes qui n'aiment pas s'exposer au soleil, de se mettre en maillot de bain et de s'exposer 5 à 10 minutes d'un côté, puis autant de l'autre côté.

Un autre facteur à prendre en compte est l'indice UV, car l'intensité du rayonnement solaire varie : selon l'horaire de la journée, l'altitude et la latitude du lieu où l'on est, et aussi de la surface sur laquelle on se trouve qui est plus ou moins réfléchissante. Cela fait pas mal de paramètres à prendre en compte.

Disons que pour une peau de phototype moyen, on recommande 10 minutes par jour durant toute la belle saison en exposant bras et jambes. En pratique, rares sont les personnes qui peuvent s'exposer tous les jours et c'est pour cela que les jours où l'on peut aller au soleil, il est tout à fait raisonnable de rester un peu plus longtemps pour augmenter la quantité de synthèse de vitamine D réalisée. Ce dont il faut vraiment se souvenir est que la peau ne doit jamais rougir. Avec cette consigne toujours à l'esprit, la durée de l'exposition solaire sera celle que la peau peut supporter en fonction de la circonstance où l'on se trouve. Cela me semble plus adapté qu'une durée fixe de 10 à 15 minutes par jour qui n'est qu'un indicateur moyen.

QUESTION 4

Doit-on prendre une supplémentation en vitamine D à vie ?

→ Un dosage régulier, une fois par an, voire deux si on prend des doses régulières, permet d'être sûr que la supplémentation est nécessaire. Prenons l'exemple d'une patiente avec une supplémentation régulièrement contrôlée. Elle avait oublié de prendre sa dose de vitamine D. Un contrôle biologique a montré que son taux sanguin de vitamine D était normal. C'est bien la preuve que la supplémentation ne se fait pas forcément à vie. Mais ce n'est pas pour autant que je vais arrêter de surveiller son taux de vitamine D afin de pouvoir la supplémenter à nouveau si besoin.

QUESTION 5

Combien dois-je prendre de vitamine D ?

→ L'objectif est de maintenir un taux sanguin de vitamine D entre 40 et 45 ng/ml. La supplémentation nécessaire pour cela répond aux règles générales que j'ai expliquées dans le chapitre 5 (page 69). La relation entre l'apport en vitamine D et le taux sanguin de vitamine D n'est pas totalement prévisible. Le dosage de contrôle permet d'ajuster la supplémentation à chaque personne.

QUESTION 6

Dois-je aussi en donner à mon conjoint ?

→ Uniquement s'il en manque. Si on ne connaît pas son taux de base de vitamine D, il est inutile de prendre une supplémentation. La supplémentation en vitamine D n'est utile que si le taux de vitamine D est bas.

QUESTION 7

Je veux me procurer la vitamine D uniquement par des moyens naturels. Comment faire ?

→ Le seul moyen naturel de se procurer de la vitamine D est d'exposer sa peau nue aux rayons du soleil. Tous les autres moyens ne peuvent pas être naturels. Et l'alimentation ne représente qu'un appoint.

Consommer en grande quantité des poissons gras provenant de mers plus ou moins polluées n'est sûrement pas la solution.

Quant aux taux de vitamine D dans la chair animale, ils dépendent de la façon dont les animaux ont été élevés. Ceux élevés en intérieur ont un taux de vitamine D nettement inférieur à ceux élevés en extérieur.

Les huiles de foie de morue contenant de la vitamine A qui est toxique à fortes doses, ne peuvent pas être utilisées pour assurer une supplémentation importante. Les végétaux même de culture biologique nous apportent une vitamine D qui n'est pas semblable à celle que nous fabriquons et dont l'action est moins efficace. En plus, cet apport est très modéré.

À vouloir être trop puriste, le risque est grand de manquer de vitamine D et au final le bénéfice d'une telle attitude n'est pas garanti.

QUESTION 8

Prendre des doses importantes est-il sans danger ?

→ Qu'est-ce qu'une dose importante de vitamine D ? 10 000 UI équivaut à exposer au soleil son corps entier (sans que la peau ne rougisse).

Physiologiquement, la vitamine D est stockée. Elle servira les jours sans soleil. Le taux sanguin est le reflet des stocks. Si ce taux est bas, cela veut dire que les stocks sont bas. Si la capacité de stockage est dépassée, l'apport n'est plus physiologique.

On sait que les personnes qui ont les taux les plus bas de vitamine D ont plus souvent des fractures que les autres. Mais, les femmes âgées qui ont pris 500 000 UI une fois par an pendant trois ans, et ce quel que soit leur taux initial de vitamine D, ont vu aussi leur risque de fracture augmenter de 15 %. Un mois après la prise de cette dose de 500 000 UI, le taux sanguin moyen de vitamine D était encore de 48 ng/ml. Certaines femmes avaient un taux inférieur, mais d'autres avaient un taux supérieur.

Cette étude montre la dangerosité potentielle de la vitamine D à des doses importantes très éloignées de la physiologie et des pratiques habituelles de supplémentation.

Il faut supplémenter avec des doses qui ne dépassent pas 100 000 UI mais suffisamment élevées pour maintenir un taux sanguin de vitamine D entre 40 et 45 ng/ml et pas plus.

QUESTION 9

Comment interpréter le résultat d'un dosage de vitamine D rendu avec les résultats séparés de la vitamine D2 et de la vitamine D3 ?

→ Cette façon de rendre le résultat est très rare. La vitamine D2 provient de l'alimentation d'origine végétale, aussi son taux est-il faible, de l'ordre de 1 à 3 ng/ml. Sauf, bien sûr, si la supplémentation a été faite avec de la vitamine D2. La vitamine D3 est la principale source de vitamine D. C'est celle que nous fabriquons grâce au soleil et que l'alimentation animale nous apporte. La vitamine D3 est principalement utilisée en supplémentation car elle est environ deux fois plus efficace que la vitamine D2. En pratique, la somme des deux résultats est la valeur retenue pour le taux de vitamine D.

QUESTION 10

À quelle fréquence réaliser un dosage ?

➜ Il est prudent de réaliser un dosage une fois par an même si on manque peu de vitamine D, et que la supplémentation avec une ou deux doses l'hiver est suffisante., bien sûr à distance de la prise de la dose de vitamine D.

Si le taux est spontanément normal, ce qui est rarissime, le dosage peut se faire de manière un peu plus espacée.

En cas de déficit important, des doses rapprochées sont nécessaires. Il est préférable de réaliser un dosage 3 mois après la supplémentation pour vérifier que celle-ci est efficace puis deux fois par an pour contrôler qu'elle reste toujours bien adaptée aux besoins de la personne.

QUESTION 11

Mon pharmacien m'a dit qu'une dose tous les quinze jours c'était beaucoup trop !

➜ Tout d'abord, prêtez-lui mon livre afin qu'il comprenne bien l'intérêt de la vitamine D. En fait, une telle remarque est de plus en plus rare. Au départ, les pharmaciens ont été surpris par le changement d'attitude dans la supplémentation en vitamine D. Tous n'ont pas été forcément au courant des dernières avancées scientifiques à son sujet, assez confidentielles au départ. Une telle prescription peut être nécessaire au début, pour 2 à 3 doses, afin de remonter le taux de vitamine D à une valeur correcte. Elle est cependant exceptionnelle pour maintenir le taux.

QUESTION 12

La vitamine D est-elle toxique ?

→ Il a été rapporté des accidents d'intoxication à la vitamine D, avec une augmentation du taux de calcium dans le sang et toutes les conséquences sur la santé que cela peut entraîner. Mais il s'agit vraiment d'accidents d'intoxication liés à des erreurs, de dosage ou de supplémentation, tellement importantes que cela semble incroyable. Puisque cela est arrivé, c'est que c'est possible, mais honnêtement cela reste de l'ordre de l'exception. Par contre, prendre une supplémentation excessive en vitamine D, c'est-à-dire amenant son taux sanguin au delà des valeurs recommandées, n'est sûrement pas bon pour la santé. Pour savoir, lors d'une supplémentation, si le taux de vitamine D est correct, il faut réaliser un dosage régulier du taux de vitamine D.

QUESTION 13

Est-ce que lorsque je mets de la crème solaire, je fabrique de la vitamine D ?

→ Théoriquement, si on applique la crème solaire selon les recommandations des fabricants, c'est-à-dire en couche épaisse, la synthèse de vitamine D est totalement bloquée. En pratique, même si les crèmes solaires filtrent totalement le rayonnement UVB, les utilisateurs en appliquent souvent moins, voire bien moins que les recommandations. Aussi, une petite synthèse de vitamine D est tout de même possible avec de telles applications de crème solaire. Mais, la synthèse de vitamine D la plus performante se fait sans crème solaire.

QUESTION 14

Est-il est préférable de prendre la vitamine D au cours des repas ?

➜ Il est préférable pour l'absorption de la vitamine D de la prendre en même temps que des graisses. Si le repas n'en comporte pas, il n'y a aucun intérêt à la prendre à ce moment-là.

Pour les bébés, la supplémentation peut être mise dans le biberon, mais pas dans un liquide trop chaud qui dégraderait la vitamine D.

QUESTION 15

J'ai une forme sévère de maladie inflammatoire de l'intestin et je ne supporte absolument pas de prendre de la vitamine D, même à une toute petite dose.

➜ Ce cas est bien sûr très rare, mais il existe. Une solution est de conseiller une supplémentation par des injections intramusculaires. Comme les produits de supplémentation en vitamine D injectables sont fortement dosés, il est préférable de réaliser l'injection d'une partie seulement de l'ampoule. Une autre solution, l'hiver, est de s'exposer à un rayonnement ultraviolet. Les dermatologues utilisent de tels rayonnements pour traiter certaines maladies de peau. Reste à trouver un dermatologue équipé de telles lampes à UVB et ensuite à avoir son accord pour réaliser une supplémentation en vitamine D de cette façon. En l'occurrence, la personne qui m'a posé cette question a trouvé un dermatologue qui a compris son problème.

QUESTION 16

J'ai fait une allergie cutanée lorsque j'ai pris ma dose de vitamine D.

➜ En fait, la prise de vitamine D a été concomitante à celle d'une dose de vitamine B12 en ampoule. Celle-ci était dosée à 1000 microgrammes ce qui représente une dose assez importante de vitamine B12. La vitamine D intervient au niveau de l'immunité et la vitamine B12 est connue comme étant allergisante. Apparemment la prise concomitante des deux vitamines n'a pas été favorable. Ultérieurement la prise de vitamine B12 seule et la prise de vitamine D seule et à distance n'ont pas entraîné de réaction cutanée. Ce type de réaction allergique n'a jamais été décrit, mais, de ce fait, je conseille, en cas de supplémentation avec de la vitamine B12, d'espacer cette prise avec celle de la vitamine D.

QUESTION 17

Quand faire le dosage ?

➜ Il peut être intéressant de faire le dosage à l'automne, au mois de novembre, lorsque la vitamine D accumulée durant les mois d'été commence à s'épuiser.

Pour mesurer quel est son taux minimum de vitamine D, le meilleur moment est le printemps, avant le retour des premières expositions solaires.

En pratique, je conseille le dosage de vitamine D quel que soit le mois de l'année si l'on a un problème de santé, et en dehors de l'été au sens large sinon. Finalement, la période à laquelle le dosage est réalisé peut être intéressante intellectuellement, mais le plus important c'est de réaliser ce dosage.

QUESTION 18

La vitamine D fait-elle grossir ?

➜ La vitamine D se dissout dans les graisses et est souvent conservée dans un milieu huileux mais elle ne fait pas grossir. On a plutôt montré qu'un régime amaigrissant était moins efficace lorsque les taux de vitamine D sont les plus bas.

QUESTION 19

Connaissez-vous un médecin dans ma région qui puisse me supplémenter en vitamine D ?

➜ La vitamine D, du fait de l'appellation « vitamine », peut ne pas être considérée par certains médecins comme un médicament. Son importance a longtemps été sous-estimée, aussi il est possible qu'il y ait des médecins qui ne voient pas d'intérêt à prescrire de la vitamine D à une personne bien portante. Cela ne vous empêche pas de demander à votre médecin un contrôle de cette vitamine, car il est préférable d'être sûr que l'on n'en manque pas. Parlez-en avec votre médecin !

QUESTION 20

Comment savoir si j'en manque ?

➜ Vous allez dire que je me répète : faites doser votre taux sanguin de vitamine D !

QUESTION 21

Jusqu'à quel âge supplémenter les enfants ?

➜ Il faut supplémenter les enfants tant qu'ils manquent de vitamine D ! Ce n'est pas une question d'âge. Rien ne change, en ce qui concerne le statut en vitamine D, si l'on souffle une bougie de plus. Et les enfants à la peau très foncée ou noire manquent tout particulièrement de vitamine D.

QUESTION 22

Je reviens du ski, j'ai remonté mon taux de vitamine D ?

➜ L'hiver, que l'on aille en vacances à la neige ou aux Antilles, si l'on a la peau blanche, il faut impérativement la protéger avec de la crème solaire pour éviter les coups de soleil. Et devant l'intensité des rayons solaires dans ces cas-là, il faut l'appliquer en couche bien épaisse. Les personnes qui ont pourtant bronzé en dépit de ces mesures, sont toujours déçues quand je leur dis que la synthèse de vitamine D a été négligeable.

QUESTION 23

J'ai un traitement pour l'ostéoporose mais on ne m'a jamais dosé la vitamine D, est-ce nécessaire ?

→ Ce n'est pas nécessaire, c'est indispensable ! C'est pour moi la base du traitement de l'ostéoporose : avoir un taux de vitamine D correct, situé entre 40 et 45 ng/ml. Même si l'on lit souvent que 30 ng/ml sont suffisants pour la santé de l'os, pour optimiser l'absorption du calcium par exemple et ne pas s'obliger à un régime excessivement riche en produits laitiers (régime que l'on commence d'ailleurs à remettre en question dans la prévention de l'ostéoporose), il faut avoir un taux de 40 à 45 ng/ml de vitamine D.

QUESTION 24

Une supplémentation en vitamine D interfère-t-elle avec les médicaments ?

→ Certains médicaments augmentent la destruction de la vitamine D ou limitent son action. Ce sont : les barbituriques, utilisés dans le traitement de l'épilepsie, mais aussi les corticoïdes, certains médicaments contre le SIDA et les médicaments antirejet donnés lors de greffes d'organes.

En cas de supplémentation avec d'autres vitamines à des doses importantes, il me semble préférable de ne pas les prendre en même temps comme nous l'avons vu avec l'exemple de la vitamine B12 (lire page 101).

QUESTION 25

J'ai la peau très claire et je ne supporte pas du tout le soleil.

➜ Un certain type de peau, le phototype 1 (voir page 58 la classification des phototypes), ne supporte pas le soleil, rougit et brûle très rapidement. Mais, les quelques minutes de tolérance que chacun peut avoir sont essentielles pour la synthèse de la vitamine D. Même si vous ne pouvez tolérer le soleil que trois minutes, ces trois minutes sont utiles pour la synthèse de vitamine D. Dans ce cas-là, une large exposition de la peau permet à la synthèse d'être maximale.

QUESTION 26

Le soleil est bon pour le moral. Est-ce dû à la vitamine D ?

➜ Il ne faut pas mélanger l'action de la lumière du soleil, et celle des UVB qui ne représentent qu'une partie infime du rayonnement solaire mais permettent la synthèse de vitamine D. Le soleil agit de multiples façons pour améliorer notre moral. Avoir un bon taux de vitamine D est associé à moins de dépression. Mais, l'action du soleil est plus vaste et intervient sur la synthèse des neurotransmetteurs, c'est-à-dire des messagers chimiques du cerveau. Par exemple l'exposition à la lumière du soleil inhibe la sécrétion de mélatonine, le neurotransmetteur qui nous aide à dormir, et régule la synthèse d'autres neurotransmetteurs de la famille de la tyrosine ou de la sérotonine qui sont impliqués dans la dépression. On sait aussi qu'il y a des interférences entre la vitamine D et ces neurotransmetteurs. Aussi, l'action du soleil sur la dépression est-elle vaste et dépasse la simple synthèse de vitamine D, même si le rôle de cette vitamine est loin d'être négligeable.

QUESTION 27

Est-ce que se mettre au soleil suffit pour fabriquer de la vitamine D ?

→ L'exposition solaire est le préalable à la synthèse de vitamine D. Pour que celle-ci soit efficace, il faut que la peau soit nue, c'est-à-dire sans crème solaire qui bloque le rayonnement UVB, celui qui permet de synthétiser la vitamine D. Si on applique la crème solaire en couche épaisse, il n'y a pas de synthèse de vitamine D possible. Aussi faut-il exposer sa peau quelques minutes, une dizaine de minutes en moyenne, sans crème solaire. Ensuite si l'on doit rester au soleil plus longtemps, la meilleure protection est l'ombre ou les vêtements couvrants. Si on ne peut pas faire autrement, il faut appliquer la crème solaire en couche épaisse pour éviter la brûlure du soleil.

QUESTION 28

Un site américain conseille de prendre 4000 à 8000 UI de vitamine D par jour, partant du principe que l'on peut en fabriquer 10 000 UI par jour en se mettant au soleil. Cela permettrait d'avoir des taux de vitamine D entre 40 et 60 ng/ml et diminuerait de 50 % le risque de cancer du sein ou du côlon, de la sclérose en plaques et du diabète de type I. Qu'en pensez-vous ?

➜ Le corps humain ne peut pas atteindre des niveaux toxiques de vitamine D en s'exposant aux rayons UVB du soleil, parce qu'il limite à chaque exposition la quantité produite dans la peau. Par contre, la vitamine D, prise en supplémentation, ne peut pas être contrôlée de la même façon. On peut atteindre des niveaux toxiques de vitamine D avec un excès de supplémentation, tandis que cela n'est pas possible en s'exposant au rayonnement solaire. Une telle recommandation de supplémentation en vitamine D n'est pas correcte pour la population générale, même si l'on sait que 70 % de la population a un déficit en vitamine D. Il est possible que certaines personnes aient besoin d'une telle supplémentation sur une période brève, mais ça n'est pas le cas de tout le monde ; ce ne sont sûrement pas des doses à prendre sans savoir au préalable quel est son taux sanguin de vitamine D.

Si une telle supplémentation est maintenue sur une longue période, le taux sanguin de vitamine D peut atteindre 60 ng/ml ou un peu plus. Nous sommes loin du taux d'une personne en bonne santé qui ne se supplémente pas et se contente de s'exposer au soleil, c'est-à-dire entre 40 et 45 ng/ml. On a déjà fait des expériences malheureuses avec des excès de supplémentation avec certaines vitamines ou oligo-éléments. Il n'est pas question de refaire la même erreur avec la vitamine D.

QUESTION 29

Vous dites que les peaux noires synthétisent moins bien la vitamine D. Y a-t-il donc un intérêt à se blanchir la peau afin d'améliorer la synthèse de vitamine D ?

➜ Il y a suffisamment d'éléments, actuellement, qui permettent d'être sûr que les moyens utilisés pour se décolorer la peau sont toxiques ; que ce soit les crèmes abrasives ou les médicaments proposés illégalement pour cette indication. Même si les peaux claires, en effet, synthétisent mieux la vitamine D, il n'y a aucun intérêt à s'intoxiquer avec ce type de produits au prétexte que l'on synthétisera ensuite mieux la vitamine D.

Si la peau est noire, elle aura assez de soleil dans son pays d'origine, si bien sûr on l'expose suffisamment au soleil.

En cas de migration vers des pays plus au nord, de toutes les façons, la supplémentation est nécessaire compte tenu de la trop faible intensité des rayons du soleil par rapport à la protection naturelle due à la mélanine, le pigment qui colore la peau et qui est en quantité importante dans les peaux foncées et noires.

QUESTION 30

L'industrie agro-alimentaire et celle des compléments alimentaires s'associent à des groupes de santé publique pour lancer un « appel à agir » en faveur de la vitamine D. Qu'en pensez-vous?

➜ L'industrie agro-alimentaire et celle des compléments alimentaires affichent clairement leur intention de profiter de l'engouement pour la vitamine D. C'est en effet une vitamine qui est « à la mode » et les consommateurs sont favorables à de telles supplémentations en vitamines.

Enrichir des aliments en vitamine D, pour être acceptable par tous, n'autorise que de faibles ajouts en vitamine D. Résultat : l'apport de vitamine D par le biais des aliments enrichis est inutile pour ceux qui en ont assez et le plus souvent insuffisant pour ceux qui en manquent.

Concernant la supplémentation, il existe des médicaments qui sont totalement remboursés, rendant la vitamine D accessible à tous.

QUESTION 31

Je me supplémente avec de la vitamine D2. Qu'en pensez-vous?

➜ Les vitamines D2 et D3 permettent, depuis de longues décennies de supplémentation, d'augmenter le taux sanguin de vitamine D, surtout avec une prise quotidienne en ce qui concerne la vitamine D2. Mais, l'efficacité de la vitamine D3, qui correspond à la forme que nous fabriquons, est supérieure pour la supplémentation humaine. Selon l'avis des experts de la vitamine D, la supplémentation en vitamine D2 devrait être abandonnée.

QUESTION 32

Comme ils sont tout le temps dehors, les enfants n'ont pas besoin de supplémentation, non ?

→ Il est vrai que les enfants vivent et jouent à l'extérieur et au soleil, dès que le temps le permet. Ils peuvent tout de même manquer de vitamine D, notamment l'hiver, ou parce qu'ils jouent surtout aux jeux vidéo ou regardent la télévision toute l'année. Mais jouer dehors n'est pas forcément suffisant, surtout s'ils ont la peau noire ou foncée. Seul un dosage permet de vérifier que leur taux sanguin de vitamine D est correct. Les enfants en bas âge ont souvent peu de possibilité de stockage dans la graisse, au moins les deux premières années de vie, et il est préférable de leur donner une supplémentation journalière ou quasi journalière plutôt que des doses espacées.

QUESTION 33

Que penser des appareils de mesure de l'indice universel du rayonnement UV solaire. Sont-ils des gadgets ?

→ L'appareil de mesure des UV solaires a été prévu pour indiquer l'intensité du rayonnement ultraviolet, mesuré à l'endroit où l'on est. Il mesure tout le rayonnement UV : les

UVA, UVB et UVC. À la surface de la terre, le rayonnement UV est composé essentiellement d'UVA et d'une petite partie d'UVB. La mesure de l'indice UV solaire accompagne souvent les prévisions météorologiques. Cet indice permet de savoir s'il est raisonnable de s'exposer ou pas, en particulier lorsque la température extérieure ne paraît pas très élevée, en raison du vent par exemple, Mais cet appareil ne doit pas dispenser de surveiller sa peau qui ne doit jamais rougir.

QUESTION 34

Quels sont les facteurs qui risquent de conduire à un manque de vitamine D ?

➜ Le premier facteur de risque est de ne jamais exposer sa peau nue au soleil (comportement sédentaire ou vie en institution pour les personnes âgées). Avoir la peau foncée ou noire, en France métropolitaine, est aussi un facteur de risque important, le pigment de la peau filtrant le rayonnement UVB.

Les médicaments diminuant le taux de cholestérol peuvent interférer puisque le précurseur de la vitamine D vient du cholestérol. Mais en ce qui concerne les statines, les médicaments anti-cholestérol les plus prescrits, du fait d'une compétition enzymatique, le taux de vitamine D des patients est plutôt plus élevé, ce qui a pu faire dire que c'était par ce mécanisme qu'elles avaient une action favorable sur le système cardiovasculaire.

En ce qui concerne la supplémentation orale, ce sont des problèmes de malabsorption intestinale des graisses qui interviennent.

Certains médicaments aussi peuvent interférer avec la vitamine D et diminuer sa disponibilité.

L'insuffisance rénale et l'insuffisance hépatique sont aussi des facteurs de risque de manque de vitamine D.

Comme la vitamine D interagit avec des hormones, l'hyperthyroïdie ou certaines tumeurs sécrétantes peuvent modifier le métabolisme de la vitamine D.

QUESTION 35

Depuis une infection intestinale grave, j'ai des difficultés à marcher et des douleurs et contractures importantes du dos et des cuisses. Une supplémentation en vitamine D a permis de bien faire diminuer les douleurs. Mais dès que mon taux de vitamine D baisse en dessous de 40 ng/ml, mes douleurs et crampes deviennent plus importantes. Qu'en pensez-vous ?

➜ La vitamine D a une action sur la douleur qui est connue, mais dont on sait encore peu de choses. Pour preuve, l'amélioration des douleurs si le taux sanguin est entre 40 et 45 ng/ml.

QUESTION 36

La vitamine D favorise-t-elle les calcifications artérielles et les calculs rénaux ?

➜ On me pose souvent cette question du risque d'augmentation des calcifications artérielles associées à une supplémentation en vitamine D. C'est pourtant le contraire qui a été montré. De nombreuses études confirment aujourd'hui que la rigidité artérielle associée aux calcifications est d'autant plus fréquente que les taux de vitamines D sont bas.

Concernant l'augmentation du risque de calculs rénaux, divers avis ont émergé ces dernières années. Mais, en cas de supplémentation par la vitamine D seule pour atteindre le taux conseillé de 40 à 45 ng/ml, il n'a pas été montré d'augmentation du nombre de calculs rénaux.

QUESTION 37

J'avais des douleurs musculaires dans les cuisses et un taux de vitamine D à 5 ng/ml. J'ai pris sur prescription une supplémentation importante, de 880 000 UI en 5 semaines. Depuis je ressens des douleurs dans les pieds remontant parfois aux mollets, aggravées par l'effort. Qu'en pensez-vous ?

→ Voici l'exemple d'une supplémentation massive, à des doses non physiologiques qui a entraîné la disparition des douleurs des cuisses, mais l'apparition des douleurs des pieds qui durent depuis plusieurs mois sans amélioration, et pour lesquelles aucune cause n'a encore été trouvée. Réalisée dans un autre pays européen que la France, cette supplémentation est un cas particulier, qui montre que la supplémentation massive peut avoir des effets secondaires et durables.

CONCLUSION

DEPUIS UNE TRENTAINE D'ANNÉES, LE NOMBRE DE recherches et de publications sur la vitamine D croît de manière exponentielle. Et parallèlement, depuis 2001, le nombre d'articles vantant les bienfaits du soleil augmente.

Cette vitamine a été considérée au moment de sa découverte comme utile pour la minéralisation de l'os et la prévention du rachitisme. Depuis que l'on connaît son action hormonale dans la plupart des tissus et cellules, la vitamine D, qui est présente chez l'ensemble des espèces vivantes et dont le métabolisme et la pharmacologie ne sont pas encore complètement élucidés, laisse entrevoir un rôle fondamental et total.

Le dosage de la vitamine D met en évidence que rares sont les personnes n'ayant pas de déficit.

De plus, les normes officielles actuelles de la vitamine D, même si elles ont été réévaluées, ne correspondent pas à celles préconisées par les spécialistes de la vitamine D. En conséquence, le problème de santé publique posé par la fréquence du déficit en vitamine D est très probablement minoré.

Si l'expression « épidémie » a pu être utilisée tant ce déficit est répandu, celle de « maladie de civilisation » semble aussi très bien convenir. Le changement de mode de vie, avec désormais une exposition solaire insuffisante aux besoins de notre corps, en est le principal facteur.

Une supplémentation par de l'huile de foie de morue ne peut suffire le plus souvent à obtenir un taux correct en vitamine D. En première intention, seule une supplémentation par une charge pharmacologique pourra faire retrouver à l'organisme une concentration suffisante en vitamine D, au moins égale à 30 ng/ml et se situant idéalement entre 40 et 45 ng/ml.

Son rôle dans la structure de l'os, l'intégrité du système immunitaire, la prévention des cancers, la détoxification, dans les maladies cardiovasculaires, la sclérose en plaques, le diabète et de nombreuses autres maladies, fait de la vitamine D un élément incontournable pour la santé de l'être humain. Sans vitamine D, notre corps ne fonctionne pas de façon optimale.

Chacun doit apprendre à reconnaître et à respecter sa propre limite de sécurité, ce qui veut dire en pratique ne jamais s'exposer au soleil trop longtemps et risquer l'apparition d'une légère rougeur cutanée, afin d'aborder sa relation avec le soleil en toute confiance et d'en tirer, non une prise de risques, mais le bénéfice attendu. Sans excès ni insuffisance d'exposition solaire, mais avec attention et conscience.

Appliquons l'adage suivant : « Soleil serein éloigne le médecin » !

BIBLIOGRAPHIE

AFSSAPS. *Traitement médicamenteux de l'ostéoporose post-ménopausique*. Janvier 2006 www.afssaps.sante.fr

ALOIA JF, PATEL M, DIMAANO R, LI-NG M, TALWAR SA, MIKHAIL M, POLLACK S, YEH JK. *Vitamin D intake to attain a desired serum 25-hydroxyvitamin D concentration*. Am J Clin Nutr. 2008 Jun;87(6):1952-8.

ARMAS LA, DOWELL S, AKHTER M, DUTHULURU S, HUERTER C, HOLLIS BW, LUND R, HEANEY RP. *Ultraviolet-B radiation increases serum 25-hydroxyvitamin D levels: The effect of UVB dose and skin color*. J Am Acad Dermatol. 2007 Jul 14.

AUTIER P, GANDINI S. VITAMIN D SUPPLEMENTATION AND TOTAL MORTALITY : *A Meta-analysis of Randomized Controlled Trials*. Arch Intern Med. 2007 Sep 10;167(16):1730-7.

BELACHEW T, NIDA H, GETANEH T, WOLDEMARIAM D, GETINET W. *Calcium deficiency and causation of rickets in Ethiopian children*. East Afr Med J. 2005 Mar;82(3):153-9.

BELDERBOS ME, HOUBEN ML, WILBRINK B, LENTJES E, BLOEMEN EM, KIMPEN JL, ROVERS M, BONT L. *Cord blood vitamin d deficiency is associated with respiratory syncytial virus bronchiolitis*. Pediatrics. 2011 Jun;127(6): e1513-20.

BENER A, ALSAIED A, AL-ALI M, HASSAN AS, BASHA B, AL-KUBAISI A, ABRAHAM A, MIAN M, GUITER G, TEWFIK I. *Impact of lifestyle and dietary habits on hypovitaminosis D in type 1 diabetes mellitus and healthy children from Qatar, a sun-rich country*. Ann Nutr Metab. 2008;53(3-4):215-22.

BERWICK M. *Are tanning beds "safe"?* Br J Dermatol. 2005 Aug;153(2):378-81.

BIKLE DD. *Vitamin D and the immune system: role in protection against bacterial infection*. Curr Opin Nephrol Hypertens. 2008 Jul;17(4):348-52. Review.

BISCHOFF-FERRARI HA. *The 25-hydroxyvitamin D threshold for better health*. J Steroid Biochem Mol Biol. 2007 Mar;103(3-5):614-9.

BROE KE, CHEN TC, WEINBERG J, BISCHOFF-FERRARI HA, HOLICK MF, KIEL DP. *A higher dose of vitamin D reduces the risk of falls in nursing home residents: a randomized, multiple-dose study*. J Am Geriatr Soc. 2007 Feb;55(2):234-9.

CANNELL JJ, VIETH R, WILLETT W, ZASLOFF M, HATHCOCK JN, WHITE JH, TANUMIHARDJO SA, LARSON-MEYER DE, BISCHOFF-FERRARI HA, LAMBERG-ALLARDT CJ, LAPPE JM, NORMAN AW, ZITTERMANN A, WHITING SJ, GRANT WB, HOLLIS BW, GIOVANNUCCI E. *Cod liver oil, vitamin A toxicity, frequent respiratory infections, and the vitamin D deficiency epidemic.* Ann Otol Rhinol Laryngol. 2008 Nov;117(11):864-70.

CAVALIER E, ROZET E, GADISSEUR R, CARLISI A, MONGE M, CHAPELLE JP, HUBERT P, SOUBERBIELLE JC, DELANAYE P. *Measurement uncertainty of 25-OH vitamin D determination with different commercially available kits: impact on the clinical cut offs.* Osteoporos Int. 2010 Jun;21(6):1047-51.

CECCATELLI R, FAASS O, STUTZ E, JARRY H, WUTTKE W, LICHTENSTEIGER W. *Endocrine activity and developmental toxicity of cosmetic UV filters--an update.* Toxicology. 2004 Dec 1;205(1-2):113-22.

CHAPUY MC, PREZIOSI P, MAAMER M, ARNAUD S, GALAN P, HERCBERG S, MEUNIER PJ. *Prevalence of vitamin D insufficiency in an adult normal population.* Osteoporos Int. 1997;7(5):439-43.

CLIFFORD RL, KNOX AJ. *Vitamin D - a new treatment for airway remodelling in asthma?* Br J Pharmacol. 2009 Nov;158(6):1426-8.

GODAR DE, LANDRY RJ, LUCAS AD. *Increased UVA exposures and decreased cutaneous Vitamin D(3) levels may be responsible for the increasing incidence of melanoma.* Med Hypotheses. 2009 Apr;72(4):434-43.

GOODWIN PJ, ENNIS M ET AL. *Frequency of vitamin D deficiency at breast cancer diagnosis ans association with risk of distant reccurence and death in aprospective cohort study of T1-3, N0-1, M0 BC.* J clin oncol 26; 2008 (May 20 suppl ; abst 511.

GRANT WB. *Does Solar Ultraviolet Irradiation affect Cancer Mortality Rates in China?* Asian Pac J Cancer Prev. 2007 Apr-Jun;8(2):236-42.

GUINOT C, MALVY D, PREZIOSI P, GALAN P, CHAPUY M, MAAMER M, ARNAUD S, MEUNIER P, TSCHACHLER E, HERCBERG S. *Vitamin D concentrations in blood and skin phototype in a general adult population in France.* Ann Dermatol Venereol. 2000 Dec;127(12):1073-6.

HATHCOCK JN, SHAO A, VIETH R, HEANEY R. *Risk assessment for vitamin D.* Am J Clin Nutr. 2007 Jan;85(1):6-18.

HAYES, NASHOLD, SPACH ET PEDERSEN. *The imminological functions of the vitamin D endocrine System.* Cell.Mol. Biol,2003 Mar,03-34.

HEANEY RP, RECKER RR, GROTE J, HORST RL, ARMAS LA. *Vitamin D(3) is more potent than vitamin D(2) in humans.* J Clin Endocrinol Metab. 2011 Mar;96(3):E447-52.

HOLICK MF. *The vitamin D epidemic and its health consequences.* J Nutr. 2005 Nov;135(11):2739S-48S.

HOLLIS BW, WAGNER CL. *Vitamin D requirements during lactation: high-dose maternal supplementation as therapy to prevent hypovitaminosis D for both the mother and the nursing infant.* Am J Clin Nutr. 2004 Dec;80(6 Suppl):1752S-8S.

HOLMØY T. *Vitamin D status modulates the immune response to Epstein Barr virus: Synergistic effect of risk factors in multiple sclerosis.* Med Hypotheses. 2008;70(1):66-9

HOUSSIN B. *Soleil mensonges et propagande*, Thierry Souccar Editions, 2010.

HYPPÖNEN E, TURNER S, CUMBERLAND P, POWER C, GIBB I. *Serum 25-hydroxyvitamin D measurement in a large population survey with statistical harmonization of assay variation to an international standard.* J Clin Endocrinol Metab. 2007 Dec;92(12):4615-22.

JOSEPH AJ, GEORGE B, PULIMOOD AB, SESHADRI MS, CHACKO A. *25 (OH) vitamin D level in Crohn's disease: association with sun exposure & disease activity.* Indian J Med Res. 2009 Aug;130(2):133-7.

KIEBZAK GM, MOORE NL, MARGOLIS S, HOLLIS B, KEVORKIAN CG. *Vitamin D Status of Patients Admitted to a Hospital Rehabilitation Unit: Relationship to Function and Progress.* Am J Phys Med Rehabil. 2007 Jun;86(6):435-445.

KILKKINEN A, KNEKT P, ARO A, RISSANEN H, MARNIEMI J, HELIÖVAARA M, IMPIVAARA O, REUNANEN A. *Vitamin D status and the risk of cardiovascular disease death.* Am J Epidemiol. 2009 Oct 15;170(8):1032-9.

KIMBALL SM, URSELL MR, O'CONNOR P, VIETH R. *Safety of vitamin D3 in adults with multiple sclerosis.* Am J Clin Nutr. 2007 Sep;86(3):645-51.

KINNEY DK, BARCH DH, CHAYKA B, NAPOLEON S, MUNIR KM. *Environmental risk factors for autism: do they help cause de novo genetic mutations that contribute to the disorder?* Med Hypotheses. 2010 Jan;74(1):102-6.

KUTUZOVAG., DELUCAH. *1,25-Dihydroxyvitam D3 regulates genes responsible for detoxification in intestine.* Toxicology- and applied pharmacology. 2007;218(1):37-44.

LLEWELLYN DJ, LANGA K, LANG I *Serum 25-Hydroxyvitamin D Concentration and Cognitive Impairment*. J Geriatr Psychiatry Neurol. 2009 Feb 4.

LU Z, CHEN TC, ZHANG A, PERSONS KS, KOHN N, BERKOWITZ R, MARTINELLO S, HOLICK MF. *An evaluation of the vitamin D3 content in fish: Is the vitamin D content adequate to satisfy the dietary requirement for vitamin D?* J Steroid Biochem Mol Biol. 2007 Mar;103(3-5):642-4.

MOAN J, DAHLBACK A, LAGUNOVA Z, CICARMA E, POROJNICU AC *Solar radiation, vitamin D and cancer incidence and mortality in Norway*. Anticancer Res. 2009 Sep;29(9):3501-9.

MCCULLOUGH ML, WEINSTEIN SJ, FREEDMAN DM, HELZLSOUER K, FLANDERS WD, KOENIG K, KOLONEL L, LADEN F, LE MARCHAND L, PURDUE M, SNYDER K, STEVENS VL, STOLZENBERG-SOLOMON R, VIRTAMO J, YANG G, YU K, ZHENG W, ALBANES D, ASHBY J, BERTRAND K, CAI H, CHEN Y, GALLICCHIO L, GIOVANNUCCI E, JACOBS EJ, HANKINSON SE, HARTGE P, HARTMULLER V, HARVEY C, HAYES RB, HORST RL, SHU XO. *Correlates of circulating 25-hydroxyvitamin D: Cohort Consortium Vitamin D Pooling Project of Rarer Cancers*. Am J Epidemiol. 2010 Jul 1;172(1):21-35.

MURILLO G, MATUSIAK D, BENYA RV, MEHTA RG. *Chemopreventive efficacy of 25-hydroxyvitamin D3 in colon cancer*. J Steroid Biochem Mol Biol. 2007 Mar;103(3-5):763-7.

MULLIGAN ML, FELTON SK, RIEK AE, BERNAL-MIZRACHI C. *Implications of vitamin D deficiency in pregnancy and lactation*. Am J Obstet Gynecol. 2009 Oct 19.

NAGAOKA H, MOCHIDA Y, ATSAWASUWAN P, KAKU M, KONDOH T, YAMAUCHI M *1,25(OH)2D3 regulates collagen quality in an osteoblastic cell culture system*. Biochem Biophys Res Commun. 2008 Dec 12;377(2):674-8

NARCHI H. *Case-control study of diet and sun exposure in adolescents with symptomatic rickets*. Ann Trop Paediatr. 2000 Sep;20(3):217-21.

NG K, WOLPIN BM, MEYERHARDT JA, WU K, CHAN AT, HOLLIS BW, GIOVANNUCCI EL, STAMPFER MJ, WILLETT WC, FUCHS CS. *Prospective study of predictors of vitamin D status and survival in patients with colorectal cancer*. Br J Cancer. 2009 Sep 15;101(6):916-23.

NORMAN PE, POWELL JT. *Vitamin D, shedding light on the development of disease in peripheral arteries*. Arterioscler Thromb Vasc Biol. 2005; 25: 39-46.

NURMI I, KAUKONEN JP, LUTHJE P, NABOULSI H, TANNINEN S, KATAJA M, KALLIO ML, LEPPILAMPI M. *Half of the patients with an acute hip fracture suffer from hypovitaminosis D: a prospective study in southeastern Finland*. Osteoporos Int. 2005 Dec;16(12):2018-24.

PEREZ-LOPEZ FR. *Vitamin D : the secosteroid hormone and human reproduction*. Gynecol Endocrinol. 2007 Jan;23(1):13-24.

PATEL S, FARRAGHER T, BERRY J, BUNN D, SILMAN A, SYMMONS D. *Association between serum vitamin D metabolite levels and disease activity in patients with early inflammatory polyarthritis*. Arthritis Rheum. 2007 Jul;56(7):2143-9.

PEDERSEN LB, NASHOLD FE, SPACH KM, HAYES CE. *1,25-dihydroxyvitamin D(3) reverses experimental autoimmune encephalomyelitis by inhibiting chemokine synthesis and monocyte trafficking*. J Neurosci Res. 2007 Aug 15;85(11):2480-90.

PIERROT-DESEILLIGNY C. *Clinical implications of a possible role of vitamin D in multiple sclerosis*. J Neurol. 2009 Sep;256(9):1468-79.

ROBIEN K, CUTLER GJ, LAZOVICH D. *Vitamin D intake and breast cancer risk in postmenopausal women: the Iowa Women's Health Study*. Cancer Causes Control. 2007 Sep;18(7):775-82. 2007 Jun 5.

SCHMITZ KJ, SKINNER HG, BAUTISTA LE, FINGERLIN TE, LANGEFELD CD, HICKS PJ, HAFFNER SM, BRYER-ASH M, WAGENKNECHT LE, BOWDEN DW, NORRIS JM, ENGELMAN CD. *Association of 25-hydroxyvitamin D with blood pressure in predominantly 25-hydroxyvitamin D deficient Hispanic and African Americans.* Am J Hypertens. 2009 Aug;22(8):867-70.

STEINGRIMSDOTTIR L, GUNNARSSON O, INDRIDASON OS, FRANZSON L, SIGURDSSON G. *Relationship between serum parathyroid hormone levels, vitamin D sufficiency, and calcium intake.* JAMA. 2005 Nov 9;294(18):2336-41.

TANIURA H, ITO M, SANADA N, KURAMOTO N, OHNO Y, NAKAMICHI N, YONEDA Y. *Chronic vitamin D3 treatment protects against neurotoxicity by glutamate in association with upregulation of vitamin D receptor mRNA expression in cultured rat cortical neurons.* J Neurosci Res. 2006 May 15;83(7):1179-89-

TEEGARDEN D, DONKIN SS. *Vitamin D: emerging new roles in insulin sensitivity.* Nutr Res Rev. 2009 Jun;22(1):82-92.

TIGOULET F. CIPPEG 2005 - *Ostéoporose.* Actus Gériatrie 2006 janv n°2 21-29.

TRETLI S, HERNES E, BERG JP, HESTVIK UE, ROBSAHM TE. *Association between serum 25(OH)D and death from prostate cancer.* Br J Cancer. 2009 Feb 10;100(3):450-4.

TRIVEDI DP, DOLL R, KHAW KT. *Effect of four monthly oral vitamin D3 (cholecalciferol) supplementation on fractures and mortality in men and women living in the community: randomised double blind controlled trial.* BMJ. 2003 Mar 1;326(7387):469.

TURNBULL DJ, PARISI AV, KIMLIN MG. *Vitamin D effective ultraviolet wavelengths due to scattering in shade.* J Steroid Biochem Mol Biol. 2005 Sep;96(5):431-6.

TURNBULL DJ, PARISI AV. *Optimizing solar UV-radiation exposures for vitamin D3: comparing global and diffuse spectral UV radiation.* Radiat Res. 2008 Mar;169(3):344-9.

UNIVERITY OF OTTAWA EVIDENCE-BASED PRACTICE CENTER. *Effectiveness and safety of vitamin D in relation to Bone health.* 2007 Aug Evidence report/Technology assessment 158 AHRQ publication n° 07-E013.

VIETH R. *The role of vitamin D in the prevention of osteoporosis.* Ann Med. 2005;37(4):278-85.

VIETH R, CHAN PC, MACFARLANE GD. *Efficacy and safety of vitamin D3 intake exceeding the lowest observed adverse effect level.* Am J Clin Nutr. 2001 Feb;73(2):288-94.

VIETH R, BISCHOFF-FERRARI H, BOUCHER BJ, DAWSON-HUGHES B, GARLAND CF, HEANEY RP, HOLICK MF, HOLLIS BW, LAMBERG-ALLARDT C, MCGRATH JJ, NORMAN AW, SCRAGG R, WHITING SJ, WILLETT WC, ZITTERMANN A. *The urgent need to recommend an intake of vitamin D that is effective.* Am J Clin Nutr. 2007 Mar;85(3):649-50.

VIETH R. *Why "Vitamin D" is not a hormone, and not a synonym for 1,25-dihydroxy-vitamin D, its analogs or deltanoids.* J Steroid Biochem Mol Biol. 2004; 89–90: 571–573.

VIETH R, SCRAGG R. *Vitamin D nutrition does not cause peripheral artery disease.* Arterioscler Thromb Vasc Biol. 2005 May;25(5):e41.

WILKINS CH, SHELINE YI, ROE CM, BIRGE SJ, MORRIS JC. *Vitamin D is associated with low mood and worse cognitive performance in older adults.* Am J Geriatr Psychiatry. 2006 Dec;14(12):1032-40.

VON ESSEN MR ET AL. *Vitamin D controls T cell antigen receptor signaling and activation of human T cells.* Nature immunology 2010; 11(4): 344-9.

WORKING GROUP OF THE AUSTRALIAN AND NEW ZEALAND BONE AND MINERAL SOCIETY, ENDOCRINE SOCIETY OF AUSTRALIA, OSTEOPOROSIS AUSTRALIA. *Vitamin D and adult bone health in Australia and New zealand : a position statement.* Med J Aust. 2005 Mar 21;182(6):281-5.

www.grassrootshealth.org